好食物 好健康

食中有醫，醫中有食

前　言

食中有醫，醫中有食

現代社會，人們生活節奏快、壓力大，各種疾病也不斷找上門來，處於稍健康和非健康狀態的人越來越多，除了尋求醫療手段的幫助外，最有效的方法就是透過調節飲食來防病治病。

俗話說「是藥三分毒」，用藥物治病，不如用食物治病，食物是人類最好的藥品。民以食為天，「吃」是人生第一件大事，以食養生更是古老又時尚的民俗習慣。中醫歷來主張「藥療不如食療」，因為食療不會產生任何副作用，所用的食材大多是生活中常見的，也是常吃的，使我們在享受美食的同時又可以袪除病痛。

食療是東方人的傳統習慣。相對於醫療來說，食療簡單方便、更有效，所以食療將成為未來十年乃至將來人們尋求健康保障的主要途徑。

眾所周知，我們所吃的每一種食物都有屬於自己的特性，只有認識食物的性質和功能才能更好的吃，吃得好。在日常生活中，我們常常將幾種不同的食物混合在一起吃，但是有些食物搭配在一起非但不能引起健康的作用，反而會讓人身體不舒服，甚至引發疾病。比如生活中熟知的柿子不能和螃蟹同吃，蘿蔔不能和人參一起吃等。相反，有些食物同吃會增加營養價值，提高效用，比如淡菜與皮蛋同食可以補肝腎、清虛熱。

食療是既簡單又不簡單的養生方法，用得對、用得妥就事半功倍，用不好事倍功半，還有可能產生惡化身體的狀況。食中有醫，醫中有食，幸福吃得出來，健康吃得出來，美麗可以吃得出來。中醫食療博大精深，每種食物都有它的「一技之長」。在品嘗繽紛美食時，有沒有瞭解究竟哪些食物最適合你的體質？最具有食療健康效果？

本書從三類不同的食物著手，具體分析如何健康的吃，如何吃出健康？書的第一部分介紹常見的有機蔬菜，第二部分介紹營養水果，第三部分是為葷食的讀者準備的肉品。從文中可以認識食療知識，從而更好地點綴餐桌，健康你的人生。

目錄

第一章 Food & Health 好食物の蔬菜篇

第一節 葉類蔬菜

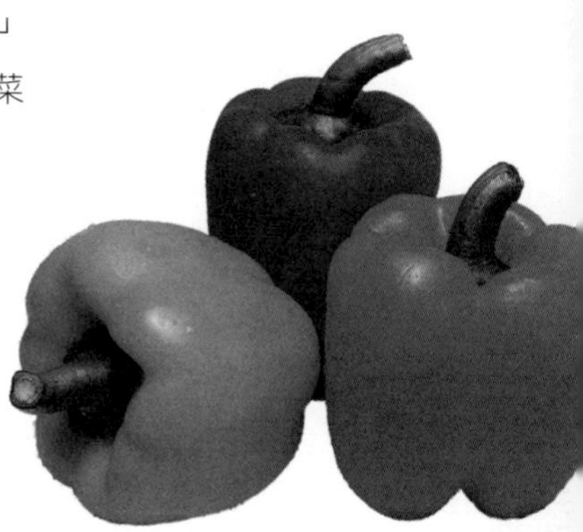

第二節 根莖類蔬菜

第三節 豆類蔬菜

第四節 瓜茄類蔬菜

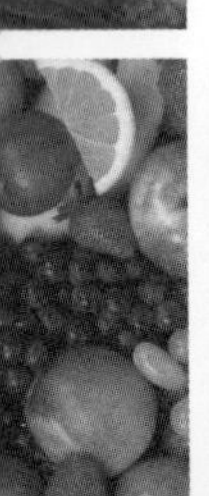

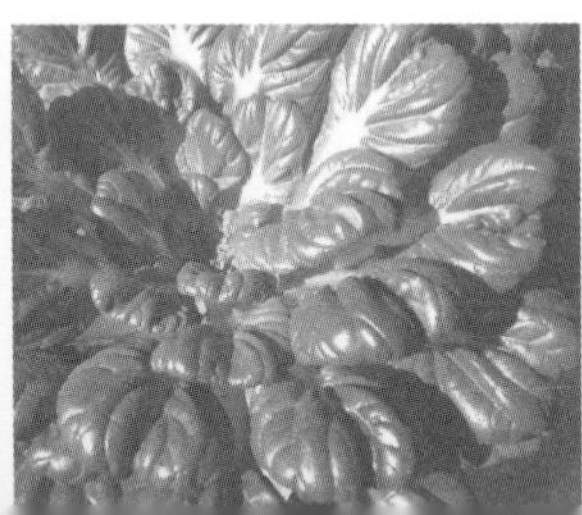

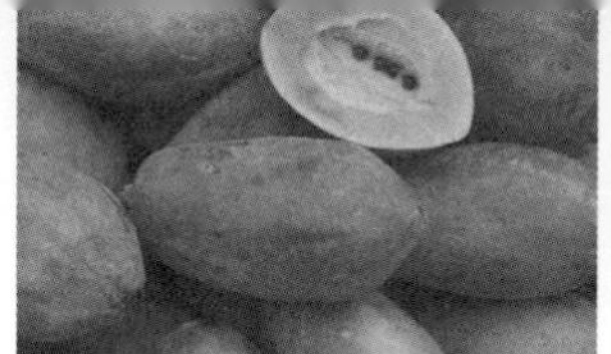
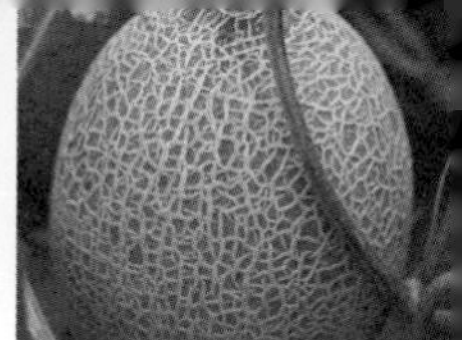

第五節 菌藻類蔬菜

第二章 Food & Health 好食物の水果篇

第三章 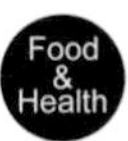

好食物の肉類篇

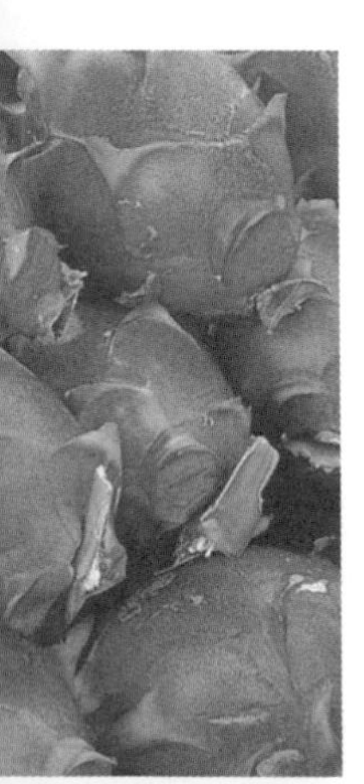

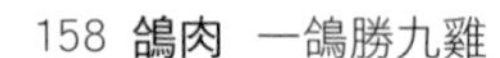

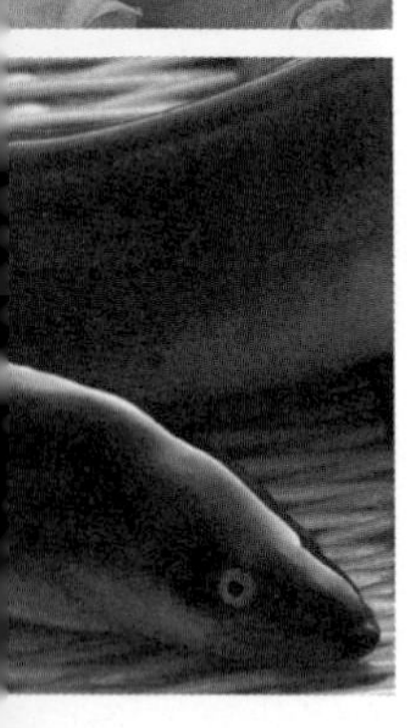

第一章
好食物の蔬菜篇

你是一個素食主義者嗎？你是否看到肥膩的禽肉就會感到噁心或者身體不適呢？從測試底下這個遊戲，讓我們與自己的心靈開始對話吧：

1. 生命總是以各種姿態出現在我們面前，幻化出各種色彩，或者醜惡或者美麗。以下那種顏色你認為代表生命的顏色？

A. 憂鬱的藍。　B. 活力的綠。　C. 激情的紅。

2. 為老闆盡忠盡責的你，被告知將有一個禮拜的休假，許久沒有跟家人一起旅遊的你會選擇以下哪個地方開始你的度假之旅呢？

A. 只要跟家人在一起，無論去哪都無所謂。
B. 曲徑通幽、花香鳥語的叢林。
C. 風景如畫的海灘。

3. 好友拉你出去 SHOPPING，大肆採購一番後你感到飢腸轆轆，你會選擇：

A. 到中式餐館來一份分量十足的中華料理。
B. 環境優雅的日式迴轉壽司廳。
C. 台灣奶茶店喝杯奶茶，外加誘人的美式薯條。

4. 細數你最愛的菜式，你總會發現特別之處：

A. 沒有肉？天哪，這怎麼可能？
B. 很多的菜式都是以炒為主，光吃肉會膩。
C. 不愛吃菜，也不喜歡吃肉，吃不吃飯對我來說都一樣。

5. 如果在街頭看見有樂隊在進行露天表演，你的態度是？

A. 真是無聊的一群人，浪費生命，快步走回家去。
B. 反正也是一種音樂欣賞，陶冶一下情操也好，會駐足觀看。
C. 摩拳擦掌，興趣正濃，想上去和他們一起表演。

6. 如果，你是一隻美麗的蝴蝶，正在半空中翩翩起舞，感到累了，這時的你會選擇停留在花園裡的哪朵花上呢？

A. 嬌豔欲滴，鮮豔奪目的大朵富貴牡丹。
B. 淡雅清麗，婉約如詩的潔白曼陀羅。
C. 隱祕激情，象徵愛情的絢麗紅玫瑰。

請拿好紙記錄你的答案，如果 B 項較多，歡迎您進入我們的素食者樂園，一起來看看蔬菜帶給您的無窮魅力吧！

蕨菜

無污染的山菜之王

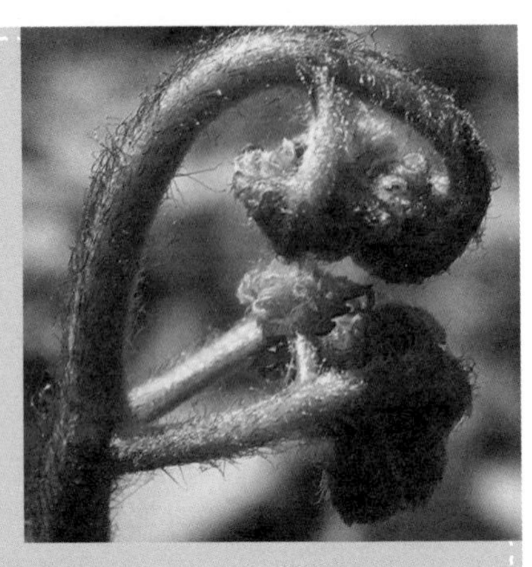

在中國很多地方，這種菜又被叫做「龍頭菜」、「如意菜」。吃菜如意，代表普通民眾最平常的願望。蕨菜多生長在山野和松林之間，喜歡陽光直接照射，是沒有經過污染的綠色野菜。特別是它那還未伸展開來的幼嫩葉芽不僅含有豐富的維生素，還可以清理腸胃。蕨菜主要分佈在河北、遼寧、內蒙古、黑龍江等地。

健康密碼

現在的空氣品質越來越不好，細菌越來越多，蕨菜可以抑制細菌，清熱消炎，對於濕疹，瘡瘍等病症可以引起良好的食療作用。

如果你的血壓過高，在這裡，推薦你食用蕨菜。因為它可以有效地擴張血管，降低血壓。如果你有便祕的苦惱，不要緊，蕨菜含有可以促進腸胃蠕動的粗纖維，可以幫助排便。

點食成金

一、蕨菜木耳炒肉片

主料：蕨菜 15 克、木耳 6 克、瘦豬肉 100 克。

其他材料：鹽、醬油、醋、白糖、辣椒、澱粉。

製作：

1、先將蕨菜、木耳放在水中浸泡，撈起後蕨菜切段。

2、將澱粉用水稀釋，切成片的瘦豬肉放在澱粉中，豬肉拌勻。

3、鍋中放入食用油，加熱後將肉片放入翻炒，變色後放入蕨菜木耳。

4、依個人口味調入鹽、醬油、醋、白糖、辣椒等材料。

二、冬菇蕨菜

主料：蕨菜 200 克、香菇 100 克、胡蘿蔔 20 克、青椒 1 個。

配料：蔥 30 克、薑 30 克、鹽、味精、醬油、料酒、澱粉、沙拉油。

製作：

1、將洗淨的蕨菜放入溫水中浸泡 1 小時，撈起後切段。

2、將洗淨的香菇洗淨切塊。

3、將洗淨的胡蘿蔔、青椒切成碎塊。

4、將味精、鹽、醬油、澱粉依個人口味進行調和。

5、沙拉油放入鍋中，待油熱後放入蔥花、薑絲。

6、放入蕨菜段，香菇絲，切好的胡蘿蔔、青椒進行翻炒。

7、倒入料酒，倒入事先調製好的料汁進行翻炒即可。

健康叮嚀

1、蕨菜性寒，與肉食同炒可中和，口感更佳。

2、蕨菜不宜多食，適量為佳。

食遍天下

《詩經·召南》有詩云：「陟彼南山，言采其蕨。」這是食用蕨菜比較早的記載。後人常以蕨薇比喻清高隱逸，這是因為商朝滅亡之後，孤竹君之子伯夷、叔齊發誓不食用周粟，在首陽山上採擷蕨、薇為食，最後餓死山中。這種精神為後世傳揚。

蕹菜

可愛的「綠色精靈」

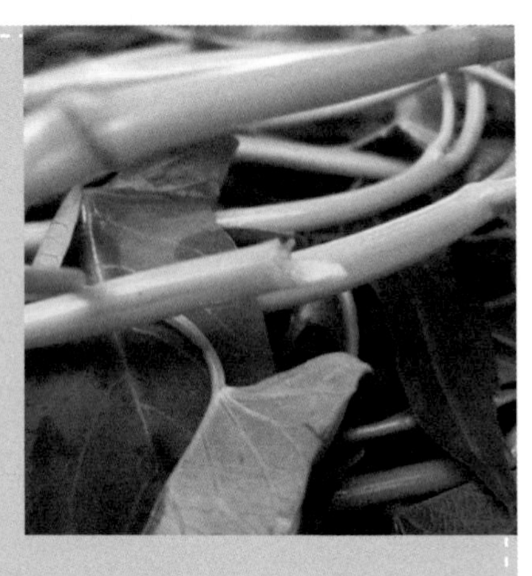

很多人都知道，番茄含有較多的鈣，可是蕹菜的鈣含量比番茄高出了 12 倍，是名副其實的「鈣中之王」。除此以外，蕹菜還含有豐富的胡蘿蔔素和礦物鹽，極適合夏秋食用。蕹菜的食用部分是它的莖和葉。蕹菜俗稱「空心菜」。

健康密碼

愛美的女士們可要注意了，蕹菜所含有的維生素 C 和煙酸可以有效降低膽固醇、甘油三酯，能夠幫助你甩掉多餘的肉肉，從而達到瘦身的目的。同時，被稱為「綠色精靈」的蕹菜所含有的葉綠素可以清潔牙齒，消除口臭，美容皮膚。

蕹菜性涼，屬鹼性食物，富含粗纖維以及鉀、氯，可以促進腸胃的蠕動，降低腸胃酸性，從而利尿通便，具有防癌的功效。

點食成金

一、腐乳蕹菜

主料：蕹菜約 500 克、腐乳兩塊。

配料：鹽、澱粉、雞精、蔥蓉、紅辣椒。

製作：

1、將兩塊腐乳倒入小碗中擠碎，加水拌勻，並依個人口味加入雞精和鹽。

2、在鍋中倒入食用油，待油燒熱後放入切好的蔥蓉和紅辣椒進行爆炒。

3、在鍋中放入洗淨切好的蕹菜，加入步驟一調配好的腐乳醬，翻炒過後加入一點酒，味道更加鮮美。

二、蕹菜粥

主料：蕹菜約 200 克、粳米約 100 克。
配料：鹽、清水。
製作：
1、將蕹菜洗淨切成細條狀。
2、將粳米洗淨，放入盛好適量清水的鍋中。
3、待鍋中粳米熬成粥狀時加入蕹菜絲及少許鹽，悶鍋續煮既成。

健康叮嚀

1、蕹菜需要用旺火爆炒，以免營養流失。
2、蕹菜性寒，體質虛弱以及脾胃虛寒者慎服。

食遍天下

早在晉代，中國就有栽培水蕹的文字記載。現在南北皆生，隨鄉入俗，不但有各種吃法，也有各種名稱：北京人叫它蕹菜；上海人謂其「蓊菜」；四川人稱其「藤藤菜」；台灣人叫「紅應菜」或「應菜」；此外，還有紅空心菜、通菜、竹葉菜、甕菜、無心菜、蕻菜之別名。

茼蒿

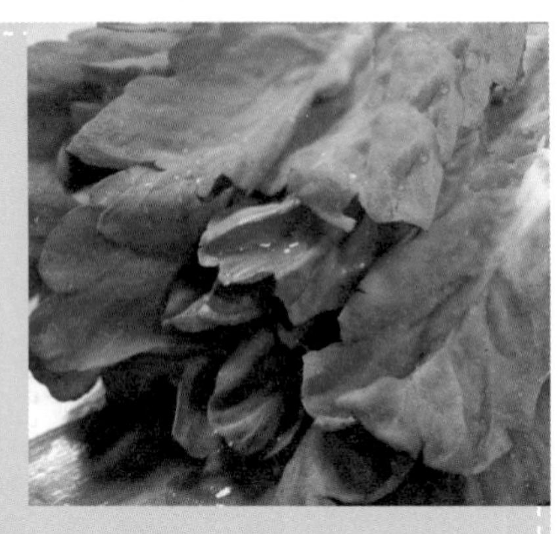

天然保健品，植物營養素

茼蒿又被稱為蓬蒿、菊花菜，在古時候它是一種民間難得一見的宮廷菜肴，因此又被稱作「皇帝菜」。與東方不同的是，在歐洲，茼蒿則是一種花卉可以供人欣賞。茼蒿的葉子呈花冠狀，並且具有特殊的香味，我們可以選取它的莖葉作為食用的蔬菜。

健康密碼

茼蒿的特殊香味有助於人們開胃消食，增強人們的食欲；茼蒿富含的粗纖維可以幫助消化，達到排便利腸的目的；茼蒿含有豐富的胡蘿蔔素及多種氨基酸，這些物質是提高記憶力，緩解緊張情緒的有力武器；茼蒿中的蛋白質及礦物鹽有利於小便通暢，並且有降低血壓的功效。

點食成金

現代人不僅追求營養價值高的食物，更注重美味，食遍天下是很多人夢寐以求的願望。那麼教你一招既能保持茼蒿的營養又能吃出美味的小食譜：

一、茼蒿炒豬心

主料：茼蒿 350 克、豬心 250 克。

輔料：蔥花、鹽、料酒、白糖、味精。

製作：

1、先將茼蒿洗乾淨，去掉根部，切成段狀，將豬心洗乾淨切成片狀。

2、將食用油倒入鍋中煎熱，放入蔥花。蔥花會使得做出來的菜更加香味誘人。

3、待油煎熱後將豬心片倒入鍋中翻炒，炒至豬心變乾。此時加入調料鹽、料酒、白糖等，依個人口味調製。
4、加入茼蒿，繼續翻炒。
5、加入味精，這時候菜就完全做好了。

這道菜可以開胃健脾，並且強健大腦，如果你感覺到煩躁失眠或者神經衰弱的時候都可以嘗試一下。

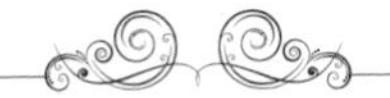

二、茼蒿汁

主料：茼蒿 250 克、火腿肉 50 克、筍 50 克、香菇 50 克。
輔料：豆粉、豬油。
製作：
1、將茼蒿洗乾淨後剁碎，可以用榨汁機榨出新鮮的茼蒿汁。
2、將榨出的茼蒿汁用豆粉相調和。
3、洗乾淨筍和香菇，與火腿肉一起切成丁狀。
4、在鍋中倒入清水，煮沸。
5、煮沸清水後下火腿丁，筍丁及香菇丁。用小火燜 8 ~ 12 分鐘後加鹽。
6、加入調和了豆粉的茼蒿汁，澆上熟豬油即可。

此食譜適合便祕者，對心煩、口臭也有一定幫助，可經常食用。另外，茼蒿蜂蜜液，涼拌茼蒿也是不錯的選擇。

健康叮嚀

1、茼蒿較易上火，所以請不要過量食用。
2、茼蒿對便祕有很好的調節作用。
3、茼蒿還有助於減肥哦，因為它可以促進脂肪的分解。

食遍天下

杜甫是唐代著名的現實主義詩人，被稱為「詩聖」。這位詩聖一生抑鬱不得志，飽受顛沛流離之苦，不僅生活沒有著落還患有肺病。杜甫五十六歲的時候，從四川到湖北，受到當地人民的愛戴，為了表達對這位詩人的崇敬之情，當地人做了一種用茼蒿、糯米粉、臘肉等做成的菜。後來為了紀念杜甫，這種湖北菜就被稱為「杜甫菜」了。

芥蘭

蔬菜抗癌之王

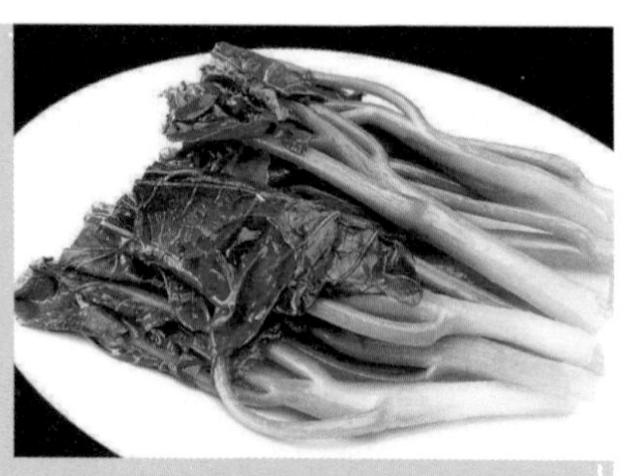

芥蘭產自廣東地區，食用的部位是它的花莖以及嫩葉。芥蘭中的硫代葡萄糖苷能產生所有蔬菜中最強有力的抗癌成分～蘿蔔硫素。中老年人多吃芥蘭可以降低膽固醇，並且引起軟化血管的作用。此外，還可以預防心臟病。

健康密碼

芥蘭是一種不可多得的養生佳品。對於缺乏維生素 C 而引起的牙齦出血，只需將芥蘭切片煮成清湯服用便可以治癒。而我們平常所說的富含維生素的菠菜和莧菜在芥蘭面前只能俯首稱臣了。另外，芥蘭性辛且味甘，可以達到化痰解毒以及祛風的作用。

點食成金

擁有如此豐富的營養物質，且被號稱為蔬菜抗癌之王。那麼怎麼樣才能即吃出健康又吃出美味呢？不要緊，跟著步驟，一起來學習有關芥蘭的小作法，吃出健康。

一、芥蘭牛肉

主料：牛肉 300 克 , 芥蘭 100 克。

輔料：麵粉 50 克，適量黃酒、麻油、蔥花、鹽以及味精。

製作：

1、首先將牛肉切成零散片狀，用刀面拍鬆以便入味。

2、切碎芥蘭，將芥蘭與麵粉與適量黃酒、蔥花、味精和鹽拌合。

3、將拍鬆的牛肉置於第二步拌合好的調味輔料中。

4、倒入菜油，待鍋熱，油約五成熟時放入肉片。待肉的顏色變成金黃且上浮後，將牛肉自鍋中撈出。

5、鍋中菜油不倒出，繼續放入蔥花。將牛肉再倒入鍋中，倒下黃油及麻油進行翻炒。

二、芥蘭炒豬腰

主料：芥蘭 30 克、豬腰 80 克。

輔料：生薑 10 克、花生油 10 克、紅椒、胡椒粉、紹酒、濕生粉、麻油、鹽、味精。

製作：

1、將豬腰打理乾淨切片，並用紹酒、鹽、濕生粉及味精進行醃制。

2、煮好熱水，將豬腰投入熱水中去異味。

4、芥蘭洗淨切片，生薑紅椒亦同。

5、在另一鍋中倒入菜油，待油熱後放入薑片、紅椒、芥蘭片進行翻炒。

6、投入去過異味的豬腰，與薑片紅椒芥蘭片進行翻炒，加入適量鹽、味精及胡椒粉。

7、倒入適量麻油，出鍋即可。

這道菜含鋅較為豐富，對於解決由於缺鋅而引起的各種腎功能問題很有幫助。

健康叮嚀

1、中醫認為芥蘭有耗人真氣的副作用，抑制激素分泌。所以食用芥蘭要適量，注意數量以及次數。

2、芥蘭味澀，食用時可加入糖或者料酒。

3、芥蘭不同於芥菜，只是名字相近而已，要注意區別哦。

食遍天下

芥蘭脆嫩，清甜。它的莖較為粗壯，含水分較少，表皮有蠟質。食用起來爽而不硬。宋代大文豪蘇軾就曾寫詩：「芥藍如菌蕈，脆美牙頰響」。說不定蘇軾如此博學，和喜歡吃芥蘭有很大的關係呢！

小松菜

來自日本的補鈣佳品

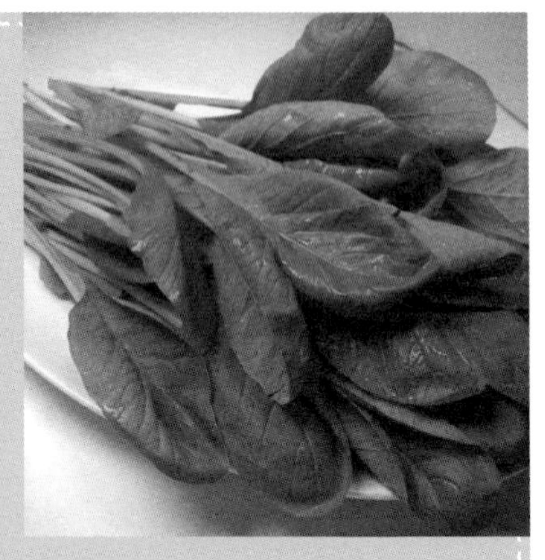

中國的歷史久遠，不僅有火藥、造紙術等四大發明，還有許多自行培植的技術。在漢唐時代，許多國家紛紛派遣使者到中國，引入先進的技術為己所用。這裡介紹的小松菜，原產於中國，後被引進日本，並在日本普及，後又傳入中國，台灣叫小油菜，醃漬後叫雪菜。

健康密碼

日本人極為崇尚健康的綠色生活，小松菜在日本人的生活中有著不可或缺的地位，被稱為健康美味的綠葉蔬菜。小松菜不僅口感好，而且富含維生素A、B、C，並含有高品質的鈣元素。多食用小松菜可以預防骨質疏鬆、貧血、牙痛等病症。最近，日本日本大阪樟蔭女子大學與神戶學院大學的聯合研究小組透過讓實驗鼠飲用小松菜的生榨汁，發現飲用了小松菜生榨汁的實驗鼠血栓溶解要比沒有食用小松菜生榨汁的實驗鼠快許多，由此證明小松菜具有預防血栓的效果。

點食成金

小松菜易炒及煮湯食用，在這裡要介紹一種新穎別致的吃法，保證耳目一新。

一、小松菜葡萄柚蘋果檸檬汁

主料：小松菜2棵、葡萄柚一顆（也可去超市買帶果粒的葡萄柚汁）、蘋果四顆、檸檬半個。

製作：

1、將葡萄柚放入攪拌機攪拌。

2、將蘋果及小松菜用榨汁機榨出汁。

3、將蘋果與小松菜倒入攪拌器與葡萄柚打勻。
4、檸檬用榨汁機榨出汁後與葡萄柚汁、蘋果小松菜汁打勻即可。

這款飲料需注意小松菜的比例，不可放入大多，以免菜味過濃，影響美味。

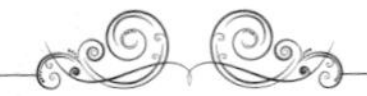

二、小松菜炒猴頭菇

主料：小松菜、猴頭菇、木耳。
配料：蔥花、薑片、鹽、味精。
製作：
1、油下鍋，待油煮熱之後，放入蔥花。
2、將洗淨的猴頭菇與木耳放入一起進行翻炒。
3、將小松菜洗淨，葉與根部切開。
4、放入小松菜的根部進行翻炒，加鹽調味，待小松菜根部出現透明跡象後放入小松菜的葉部即可。

健康叮嚀

選購小松菜要揀葉片厚實為佳，顏色嫩綠為佳，葉片稀薄且有斑痕者不要選購。

食遍天下

日本之所以稱為小松菜是因為它被引進後最先培植於日本東京都江戶川區小松川附近。

蒲公英

尿床草不尿床，一身輕鬆

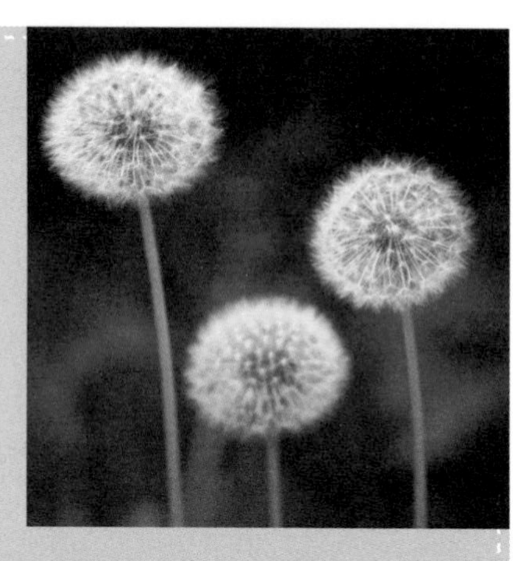

蒲公英是多年生草本植物，多生長在路邊、山坡等地。蒲公英的種子是其頭狀的花序部分，像絨球一樣。春天來到之際即隨風飄到其他地方以傳播孕育新的生命，常被人用來象徵希望。自由自在的蒲公英在我們心裡比鮮花還要美麗，難道它也可以當成食材來吃麼？是的，這裡我們就來介紹一下蒲公英的另一種效用。

健康密碼

蒲公英有一個響噹噹的名號：「尿床草」。這樣一個名號可不是隨便叫著玩的，它含有豐富的維生素A、維生素C及礦物質成分，有利尿，通便舒暢的效用。在醫生的指導下，可以選擇蒲公英的葉子治療濕疹及其他常見的皮膚炎症。蒲公英的根則可以治療風濕以及膽結石，花朵可以煎汁後塗抹祛除雀斑。

點食成金

一、涼拌蒲公英

主料：蒲公英適量。

配料：鹽、香油、味精、蒜泥、醋、辣椒油。

製作：

1、將蒲公英洗淨，用沸水浸泡1分鐘。

2、把蒲公英從沸水中瀝出，放入冷水中過濾。

3、將蒲公英切成長條狀，便於食用。

4、依個人口味加入蒜泥、鹽、味精、香油及醋，喜歡吃辣的朋友還可以加入辣椒油。

二、蒲公英茶

主料：蒲公英 20 ~ 25 克。

配料：冰糖適量。

製作：

1、將蒲公英洗淨，於鍋中放入清水，倒入蒲公英後煮約 10 ~ 15 分鐘，水的量度以淹過蒲公英為宜。

2、加入適量冰糖，少煮些許時刻。

3、把茶渣濾出，即可飲用。

此茶長期飲用可以達到降低膽固醇、預防感冒及增強肝膽功能的作用。對於長期便秘或者尿路不暢的患者，堅持喝蒲公英茶是十分不錯的選擇。此外，還可以引起改善感冒引起的頭痛和發熱症狀。

健康叮嚀

1、新鮮的蒲公英一般略帶香氣，葉片比較潔淨。經過加工的蒲公英水分被擠出，這時候顏色通常為灰綠色。

2、如果你是陽虛外寒、脾胃虛弱的人，請您慎用蒲公英。

3、蒲公英用量過大易造成噁心、嘔吐及腹瀉，個別還會出現蕁麻疹，全身瘙癢等皮膚過敏反應。

食遍天下

雖然我們介紹的是蒲公英的食用價值，但也不能忽視蒲公英做為花朵的淡雅。蒲公英的花語是「無法停留的愛」，如果你無法留住你的他，但又想讓對方知道你的心意，那麼何不選上一束淡雅的蒲公英呢？

黃秋葵

零負擔的「植物威而剛」

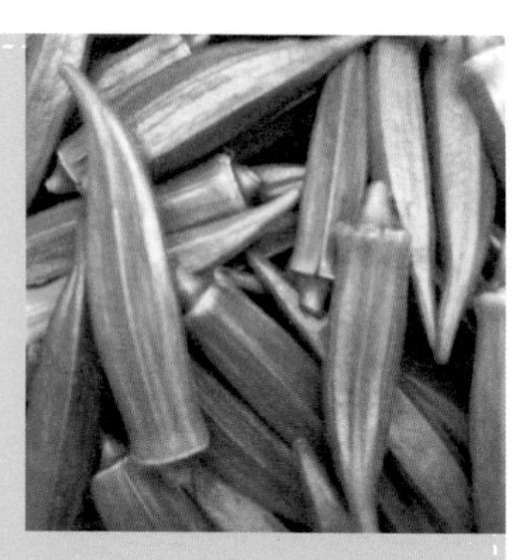

什麼？黃秋葵？這不是一個姓黃名秋葵的美女的名字嗎？怎麼能在一本食療書中出現呢？不要懷疑自己的眼睛，這只是名字相同罷了，只有這樣秀氣的名字才能配得上這樣一種極具營養價值的綠色食物。

黃秋葵又被稱為咖啡黃奎、洋辣椒，原產於非洲，後傳入亞洲，為東南亞人民所喜歡。中國從印度引進後，只在少數城市進行栽培。黃秋葵的耐熱能力較好，卻不能忍受霜凍的侵害，對土壤適應力較好。食用的部分是其肉質鮮嫩的嫩莢，即嫩葉、芽及花的部分。

健康密碼

黃秋葵嫩莢風味獨特，營養價值較高，在日韓被稱為「綠色人參」。經常食用黃秋葵可以健胃消食，保護肝腎，防止便祕。黃秋葵還有滋陰壯陽的作用，被譽為「植物威而剛」。此外，黃秋葵對於治療惡瘡、胃炎、胃潰瘍有較好的療效。其種子中富含鉀、鈣、鐵等礦物質元素，經常被用來作為咖啡的代用品，所以又稱為「咖啡黃葵」。

點食成金

一、涼拌黃秋葵

主料：黃秋葵適量。

其他材料：蒜泥、鹽、香油、味精。

製作：

1、將洗淨的黃秋葵用沸水浸泡 2 ～ 3 分鐘後撈出用冷水過濾，以便除去澀味。

2、將除去澀味的黃秋葵切成細絲。

3、依個人口味加入蒜泥、鹽、味精以及香油。

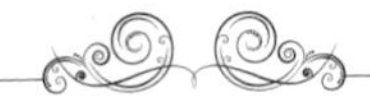

二、清炒黃秋葵

主料：黃秋葵適量。

配料：蔥花、薑片、味精、鹽。

製作：

1、將黃秋葵用鹽揉搓去毛。

2、將洗淨的黃秋葵用沸水浸泡 2 ～ 3 分鐘後撈出用冷水過濾，以便除去澀味。

3、將除去澀味的黃秋葵斜切成片狀。

4、鍋中倒入油，待油溫熱後放入蔥花及薑片進行煸香。

5、倒入黃秋葵進行翻炒，依個人口味放入鹽和味精調味即可。

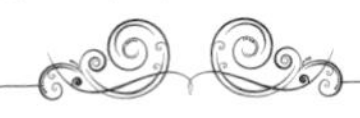

三、黃秋葵炒肉片

主料：黃秋葵適量、瘦豬肉適量。

輔料：蔥花、薑片、味精、鹽。

製作：

1、將洗淨的黃秋葵用沸水浸泡 2 ～ 3 分鐘後撈出用冷水過濾，以便除去澀味。

2、將除去澀味的黃秋葵切片以備用。

3、將瘦豬肉切成片狀。

4、鍋中倒入油，待油溫熱後放入蔥花及薑片進行煸香。

5、倒入瘦豬肉片進行爆炒，待肉變色後放入黃秋葵片，旺火快炒。

6、依個人口味加入鹽、味精即可。

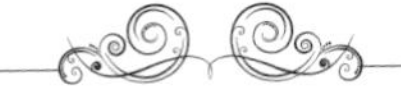

四、香菇秋葵湯

主料：黃秋葵 150 克、香菇、海帶芽若干。

輔料：米湯、精鹽、豆醬、雞精、蔥段。

製作：

1、將米湯（沒有米湯，清水亦可）加蔥段、香菇、精鹽、雞精煮開。

2、加入適量豆醬攪拌使其全部化開，之後放入切段的黃秋葵一起煲。

3、加海帶芽稍煮即可起鍋。喜歡海鮮的朋友，可以加一兩根蟹肉棒或蝦仁，味道更鮮。

這道香濃鮮潤的湯，可以益胃潤腸，強腎補虛。

健康叮嚀

黃秋葵能量較低，不易囤積脂肪，且營養價值較高，是很好的減肥食品。

食遍天下

在歐美，黃秋葵已成為運動員必備的蔬菜之一。這種蔬菜不僅口感好，營養價值也相當可觀。在日本，黃秋葵是最受歡迎的食品。在非洲，當地人食用黃秋葵用來消除疲勞、恢復體能，它的種子經過加工還能成為咖啡的替代品。

烏塌菜

名副其實的「維他命」菜

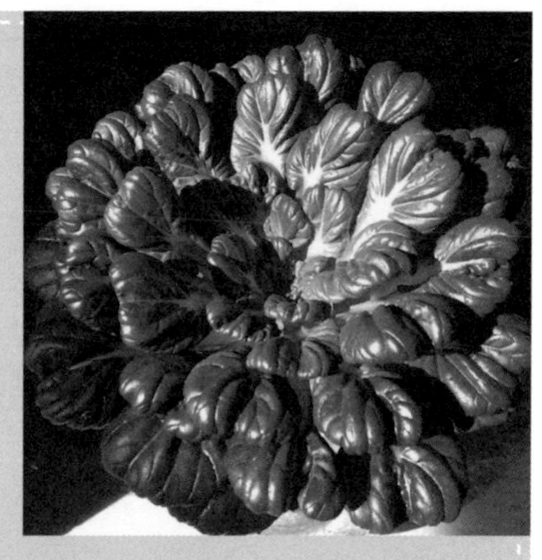

剛聽到這樣的名字，很多人一定會在心裡勾勒烏塌菜是一種黑漆漆的植物。其實不然，烏塌菜不是黑色的，而是墨綠色的，並且因為其生長形狀猶如佛祖的蓮座而極具觀賞價值。烏塌菜生命力極強，尤其是經過霜雪之後味道加鮮美。它的食用部分是其墨綠色的葉子。烏塌菜俗稱「塌菜」、「黑菜」。

健康密碼

烏塌菜被稱為「維他命之王」，廣受外國人的歡迎，這是因為烏塌菜含有豐富的維生素B、維生素C、纖維素、胡蘿蔔素、蛋白質、及鉀、鈉、鈣、磷、鐵、鋅等人體需要的礦物質元素。烏塌菜無毒副作用，性甘、平和，可以促進腸胃蠕動，防止便祕，潤澤肌膚。

點食成金

一、豆乾炒塌菜

主料：烏塌菜適量、豆乾四塊、青椒兩根。

配料：蔥花、薑片、鹽、味精。

製作：

1、將烏塌菜洗淨後切片，豆乾洗淨後切條狀，青椒洗淨後切塊狀。

2、鍋中倒入油，待油溫熱後放入蔥花及薑片進行煸香。

3、放入切好條狀的豆乾進行翻炒，待豆乾軟化後放入切成片狀的烏塌菜進行翻炒。

4、放入切好的青椒進行調味。

5、依個人口味加鹽和味精即可。

二、蛋花塌菜湯

主料：烏塌菜適量、雞蛋 2 ～ 3 個。

配料：蔥花、薑片、鹽、味精。

製作：

1、將雞蛋打碎在碗裡用筷子進行攪拌。

2、將洗淨的烏塌菜切成片狀。

3、鍋中倒入油，待油溫熱後放入蔥花及薑片進行煸香。

4、放入開水後倒入攪拌好的雞蛋，待雞蛋在鍋中形成條狀後倒入切好的烏塌菜。

5、依個人口味加鹽和味精即可。

健康叮嚀

食用烏塌菜忌用醬油，以免引起身體不適。

食遍天下

烏塌菜在上海話裡叫做塔苦菜，在南京話中叫做瓢兒菜，除此以外，烏塌菜還被稱為黑菜。在上海，每逢過年的時候烏塌菜必然會出現在人們的餐桌上，是著名的吉祥蔬菜。

白花菜

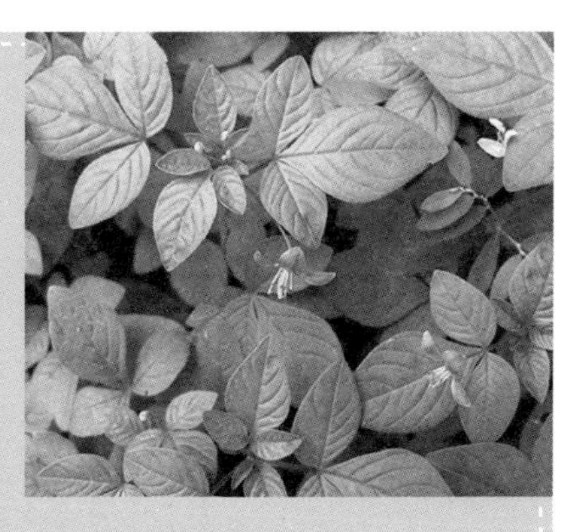

形似蝴蝶，口味獨特

　　白花菜的花形猶如飛舞的蝴蝶，看起來新穎而又別致。它的果夾與羊角相似，因此又名為羊角花。除此之外，白花菜還常被稱為臭花菜、豬屎草。

　　市場上的白花菜開花即可食用，白花菜爽口清新，回味無窮，可以用白花菜為原料製作出許多美味的菜肴。

健康密碼

　　白花菜含有人體所需的十七種微量元素。作為一種藥用植物，白花菜的莖、葉、根均可入藥，可以達到清熱解毒、開胃健脾、增強食欲、降濕祛風的作用。而對於剛生育過的女性來說，坐月子期間將少量白花菜熬出水後與雞蛋混合，可以預防產婦在坐月子期間容易引起的不適。在上一段我們提到白花菜又被稱為臭花菜或者是豬屎草，這是有根據的。因為白花菜自身帶有臭味，所以可以用其來達到驅蟲的目的。

點食成金

一、清炒白花菜

主料：白花菜適量。

配料：蔥花、薑片、味精、鹽。

製作：

1、將洗淨的白花菜先放入熱水中清煮 2 ～ 3 分鐘，然後撈起。

2、鍋中放油，待油溫熱後加入蔥花和薑片進行煸香。

3、放入被熱水焯過的白花菜，進行翻炒。

4、依個人口味加入味精和鹽進行調味。

二、白花菜炒雞蛋

主料：白花菜適量、雞蛋 4 ～ 6 個。

配料：蔥花、薑片、味精、鹽。

製作：

1、將洗淨的白花菜先放入熱水中清煮 2 ～ 3 分鐘，然後撈起。

2、將雞蛋打碎在碗中，用筷子進行打散，使蛋清與蛋黃混合。放入油和蔥花，並依個人口味加入鹽和味精。

3、鍋中放油，待油溫熱後加入蔥花和薑片進行煸香。

4、倒入打好的雞蛋，用小火輕輕翻炒。

5、撈起翻炒好的雞蛋後倒入焯好的白花菜進行翻炒，依個人口味調入味精和鹽。

6、再次倒入雞蛋與白花菜一起進行翻炒，熟透盛盤即可。

健康叮嚀

1、白花菜有小毒性，不能亂用、濫用、多用。中毒症狀為：視線模糊、四肢無力、眼眶出現腫脹，易出現幻影。嚴重的會引起失明及癱瘓，對視神經損害尤為嚴重。

2、搗爛的白花菜葉雖對皮膚有藥用功效，但是有不同程度的灼燒感，並伴有發紅起泡的現象。

食遍天下

白花菜是一種野生草本植物，生長地區較為集中，一般集中生長在湖北境內，當地人有世代醃製白花菜的習俗。在湖北安陸，白花菜栽培歷史非常悠久，康熙年間的《安陸縣誌》就有對白花菜的記載：「白花菜：夏月開小白花，可為齏，香味絕勝，有紅梗白梗兩種，紅梗尤美，他處皆不及亦土性異也。」

冬寒菜

柔滑葉美、促進食欲

冬寒菜的食用部分是其嫩莖葉及其幼苗，吃起來味美且具有清香。可以用來炒食，也可以用來做湯。冬寒菜的葉子成心臟形，有微微的褶皺，莖細長，有白色的絨毛。冬寒菜在中國的西南、華中和華南地區栽培較多，因為它的生長期比較長，且不是高產植物，一般只在零星的地方進行種植。

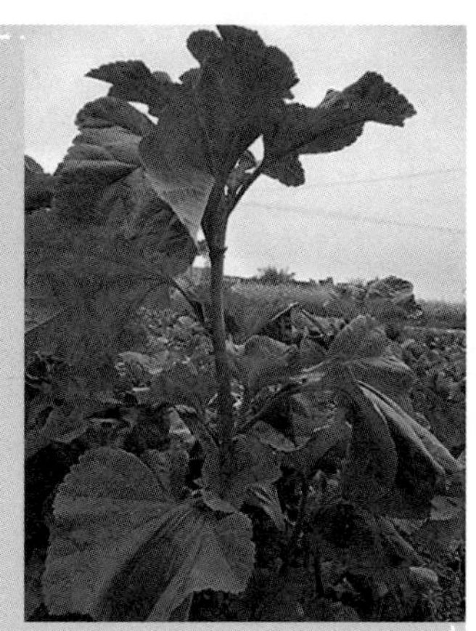

健康密碼

冬寒菜性甘，不僅可以清熱解毒，潤滑腸道，還可以用來清肺解咳，治療熱毒丹毒，以及通便利尿。它所蘊含的胡蘿蔔素極高，同時還有較多的維生素C和鈣物質，以達到促進食欲、提高人體免疫力的作用。

點食成金

一、冬寒菜稀飯

主料：粳米100克、糯米100克、冬寒菜150克。
輔料：味精、豬油、鹽。
製作：
1、將粳米和糯米淘洗乾淨，將冬寒菜洗淨切細。
2、鍋中加入冷水進行煮沸後倒入洗淨的粳米和糯米。
3、待第一次煮開起鍋後倒入冬寒菜。
4、加入少許豬油、鹽以及味精後蓋上鍋蓋燜煮片刻即可。

此菜譜可以清熱潤燥、生津止渴，適合老年人補虛養身。在熬煮時，冬寒菜易變色，不易久煮，關火須及時。

二、牡蠣肉末粥

主料：米飯 200 克、鮮牡蠣 100 克、瘦豬肉 50 克、芹菜 15 克、冬寒菜 15 克、小米麵 10 克。

輔料：沙拉油 5 克、香油 5 克、胡椒粉 1 克、鹽 5 克。

製作：

1、將鮮牡蠣去殼後用栗粉進行揉擦後洗淨。

2、瘦豬肉切成肉末狀，用鹽、沙拉油、香油及胡椒粉進行拌勻用於醃製，時間以 10 分鐘為宜。

3、將芹菜洗淨切塊，將冬寒菜洗淨切絲以備用。

4、米飯洗淨，用熱水浸泡。瀝乾後放入鍋中。

5、待第一次起鍋時放入鮮牡蠣和豬肉末。

6、小火熬制，加入鹽調味。

7、加入洗淨切碎的芹菜與冬寒菜，燜煮片刻即可。

牡蠣肉末粥可以補血補虛，益氣養身，增強骨質。大米忌與馬肉、蜂蜜同食，小米忌與杏仁同食，牡蠣忌與白糖同食。

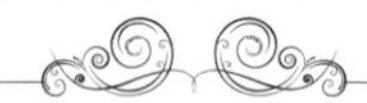

三、當歸蓯蓉豬血羹

主料：豬血 125 克、冬寒菜 250 克、歸 15 克、肉蓯蓉 15 克。

輔料：香油 2 克、豬油（煉製）20 克、蔥白 10 克、鹽 3 克、味精 1 克。

製作：

1、將當歸和肉蓯蓉洗淨後放入鍋中，加水適量，熬出藥液以備用。

2、將豬血煮熟後切成條狀，以備用。

3、將冬寒菜洗淨撕去筋膜後放入另一鍋內。

4、將當歸和肉蓯蓉煮出的待用的藥液加入放置冬寒菜的鍋內，煮至冬寒菜熟。

5、待冬寒菜煮熟後加入煮熟的豬血、熟豬油、蔥白、食鹽、味精、香油。燜煮片刻後即可。

當歸蓯蓉豬血羹是一方活血化瘀、治療便祕的食譜。材料中的豬血忌與黃豆、海帶同食，易引起消化不良，導致便祕。

健康叮嚀

一般人皆可食用，但是孕婦慎用。

食遍天下

冬寒葵被稱為「百菜之主」，現在有的地方稱之為冬寒菜，植物分類學上稱冬葵。因口感欠佳，唐以後種植漸少，明代已很少種植，並不再當蔬菜看待。

豆瓣菜

天然清燥救肺湯

豆瓣菜可食用的部分是其莖葉部分，氣味辛香，具有很高的食用價值，不僅可以用來製作各種菜肴，還可以用來製成清涼的飲料。豆瓣菜又名為水芥菜、西洋菜。

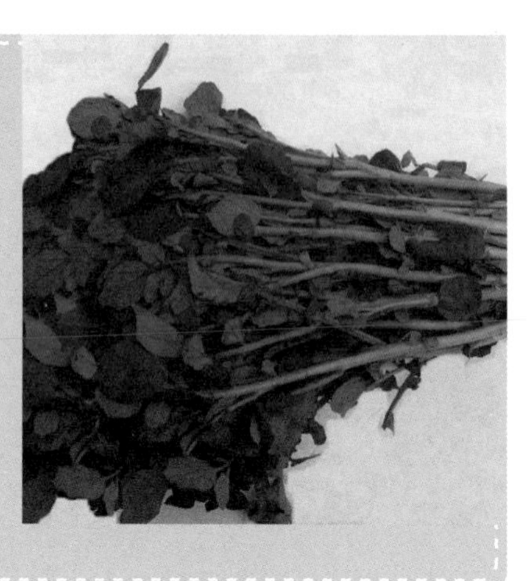

健康密碼

豆瓣菜富含維生素、纖維素、蛋白質及鈣、磷、鐵等人體所需的營養素。國外的研究結果顯示，豆瓣菜可作為避孕的理想食物來食用。在女性生理期還可以防治痛經以及月經過少的症狀。此外，它還可以用來治療脫髮和壞血病。中醫認為，豆瓣菜味苦性乾寒，可以清肺、化痰、止咳、利尿，秋天多吃豆瓣菜可以有效的保護順暢呼吸系統、潤肺止咳、治療肺癆，因此豆瓣菜又被稱為「天然清燥救肺湯」。

點食成金

一、胡蘿蔔燉豆瓣菜

主料：豆瓣菜 100 克、草魚 100 克、胡蘿蔔 50 克、蜜棗 5 克。
輔料：陳皮 2 克、薑 5 克、植物油 25 克、鹽 3 克。
製作：

1、豆瓣菜洗淨後放入沸水中浸泡片刻後撈起。
2、將浸泡後的豆瓣菜切成塊狀備用，將胡蘿蔔洗淨去皮後切塊備用。
3、魚肉清理乾淨後切成魚肉丁。
4、將鍋中放入清水，倒入魚肉丁、豆瓣菜、胡蘿蔔、蜜棗、陳皮及薑。
5、以大火煮沸後起鍋，將火調至小火煲 3 小時。
6、加入油和鹽，燜煮片刻後即可。

此菜是一道健脾開胃，治癒消化不良，有助於降脂減肥的良方。在胡蘿蔔煮豆瓣菜之前，豆瓣菜一定要用煮沸的開水進行泡制，以免有苦味。材料中的蜜棗忌與生蔥、蜂蜜、魚蟹同食。

二、豆瓣菜雞雜肉片湯

主料：雞腰子 50 克、雞腸 50 克、雞肝 50 克、豆瓣菜 240 克、瘦豬肉 60 克。

輔料：蔥花 3 克、薑片 3 克、鹽 3 克、味精 2 克。

製作：

1、將雞雜洗淨，雞肝切片，雞腰子切斜紋花，雞腸切段。

2、豆瓣菜洗淨切段備用、瘦豬肉洗淨切片。

3、鍋中到如沙拉油，油溫熱後放入蔥花和薑片煸香。

4、鍋中放入清水，放入豬肉片，待水開時，放入豆瓣菜。

5、待起鍋後放入鹽和味精進行調味，放入雞雜燜煮。

豆瓣菜雞雜肉片湯鮮甜滑潤，潤腸通便，是一方滋陰補陽，治療月經不調的良方。

健康叮嚀

1、豆瓣菜不適合孕婦及寒性咳嗽者食用。

2、豆瓣菜食用時必須去除過老的下段，不宜貯藏，不宜煮的過爛影響口感及造成營養流失。

食遍天下

豆瓣菜種植於廣州汕頭珠海一帶，源自澳門，是葡萄牙人帶入的。當時的人們通常稱葡萄牙人為「西洋人」，所以這種菜便「愛屋及烏」稱為「西洋菜」，廣州的汕頭珠海一帶也被稱為「西洋菜之鄉」。

相傳，廣州有一個叫黃生的商人去葡萄牙做生意。由於異地漂泊，經營不善，不久便病倒了，經醫生診斷原來是得了肺病。黃生沒錢治病，又被葡萄牙當局政府趕到荒涼的野外隔離。在隔離的時候，饑寒交迫，只能採食當地的野菜進行充饑。可是奇跡竟然發生了，長時間服食野菜的他，不但咳嗽止住了，臉色也紅潤起來，最後竟然痊癒了。後來，他回到了里斯本重新經商，家境漸漸殷實起來，並娶妻生子。多年後，黃生帶夫人回鄉探親，把這種野菜的種子也帶了回去，由此豆瓣菜開始在廣州、澳門、香港等地傳播開來，造福了許多人。

清明菜

獨居中國南方一隅

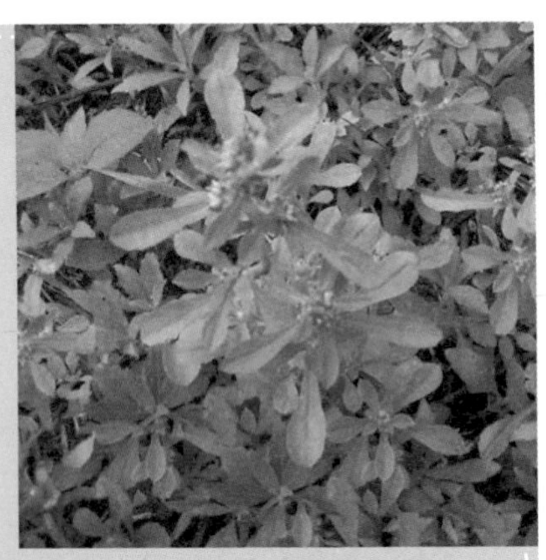

南宋文學家陸游曾經吟詠過這樣一首詩：「更煎藥苗挑野菜，山家不必遠庖廚」，這裡的野菜就是清明菜。清明菜生長在中國南方，因此食用清明菜的記錄多在南方的典籍之中。清明菜在江蘇蘇南地區又稱作「寒食菜」，福建地區稱為「白芒草」。江浙閩地區的人們通常在清明節的前後採摘這類植物的嫩苗作成米團，香嫩可口。因此，「清明菜」這一名稱流傳較為普及。

健康密碼

清明菜含有大量的胡蘿蔔素及少量B族維生素、鼠曲草素、硝酸鉀、氯化鉀等營養物質。據現代科學研究分析，用清明菜的濃煎液治療慢性氣管炎療效顯著。另外，清明菜還具有抗菌消炎、降壓止痛、擴張毛細血管的作用，對治療高血壓、消化道潰瘍、風濕性疼痛等，均具有較好療效。

中醫認為，清明菜味甘、無毒且性平和。可以祛風除濕，化痰止咳，緩解感冒引起的病症。對於婦女白帶過多，有良好的抑制作用。

點食成金

一、清明菜炒雞蛋

主料：清明菜適量，雞蛋 5 ~ 6 個。

輔料：鹽 3 克、味精 2 克、大蔥 5 克、植物油 20 克、薑片 5 克。

製作：

1、將洗淨的清明菜切碎備用。

2、將雞蛋打碎在碗中，用筷子進行打散，使蛋清與蛋黃混合。放入油和蔥花，並依個人口味加入鹽和味精。

3、鍋中放油，待油溫熱後加入蔥花和薑片進行煸香。
4、倒入打好的雞蛋，用小火輕輕翻炒。
5、撈起翻炒好的雞蛋後倒入切好的清明菜進行翻炒，依個人口味調入味精和鹽。
6、再次倒入雞蛋與清明菜一起進行翻炒，熟透盛盤即可。

這是一道高血壓病人可以享用的理想食譜。食用時，雞蛋不可與鵝肉、兔肉、柿子同食，也不可與水魚、鯉魚、豆漿、茶同食，容易造成腹瀉，腸胃不適。

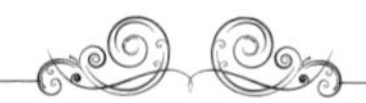

二、清明菜糯米飯

主料：清明菜、糯米適量。
輔料：鹽 5 克、味精 3 克、大蔥 15 克、豬油 25 克、薑片少許。
製作：
1、將洗淨的清明菜切碎，糯米淘洗乾淨。
2、油鍋燒熱，放入蔥花和薑片進行煸香。
3、放入清明菜翻炒，依個人口味加入適量的鹽進行翻炒。
4、鍋內加適量的水，放入洗淨的糯米及清明菜。
5、起鍋燒沸後，改為文火煮熟，出鍋即成。

清明菜與糯米做成米飯可以祛風除濕、化痰止咳、健脾開胃。

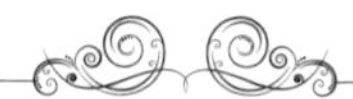

三、清明菜蒸糕

主料：清明菜適量、秈米粉 500 克。
輔料：白砂糖 100 克
製作：
1、將清明菜摘除老、黃的葉片。
2、將摘乾淨的清明菜用水清洗，放入沸水中進行煮沸。
3、煮沸後，將清明菜撈出切碎。
4、將米粉與白糖混合，加入切碎的清明菜。放入盤中上屜蒸熟即可。

清明菜或同羊肝炒食，有養肝明目之功。

健康叮嚀

一般人群皆可食用，其中患有高血壓、慢性氣管炎、風濕性疼痛等病症的患者可多食用。

食遍天下

相傳在南宋時期，元兵入侵，百姓苦不堪言流離失所，饑寒交迫。他們無意中發現了荒野中有帶有特殊香味的野草，不僅可以當菜果腹，而且可以治癒疾病，這就是清明草。在《台灣府志》中曾記載清明節民間採摘清明菜做餅吃。

牛皮菜

飯桌上的珍稀菜肴

牛皮菜鮮嫩而又多汁，不僅可以作為餐桌美食的一部分，也可以做動物飼料，豬、牛、兔、鴨、鵝、魚皆可餵食。牛皮菜的食用部分是葉子、梗及嫩苗。

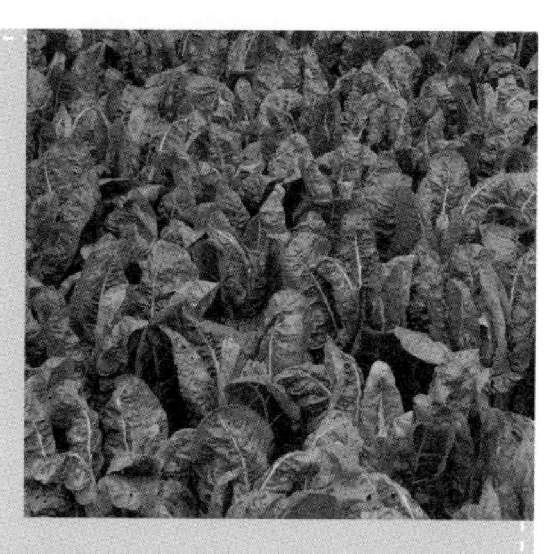

健康密碼

牛皮菜富含維生素C、鉀、鈣、鐵等微量元素以及人體所需的粗蛋白、纖維素、還原糖，具有行血化瘀、清熱解毒的功效。

點食成金

一、牛皮菜拌雜燴

主料：牛皮菜 500 克、油菜 50 克、素火腿 50 克、乾香菇 20 克、冬筍 50 克、雞蛋 2 個、腐竹 20 克、黃豆粉 20 克、黃花菜 10 克、秈米粉 12 克、小麥麵粉 10 克。

輔料：胡椒粉 1 克、白砂糖 5 克、香油 5 克、鹽 8 克、味精 2 克、植物油 50 克。

製作：

1、牛皮菜洗淨，除去葉，裝入蒸籠蒸至熟，取出晾乾。

2、將晾乾水分的牛皮菜用刀切成 6.5 釐米長的段。

3、將雞蛋打入盆內，加米粉、豆粉、麵粉、適量鹽和水，調勻呈糊狀。

4、將牛皮菜放入拌勻。

5、拌勻的牛皮菜逐塊下油鍋，油溫掌握在七成熱以上，炸至金黃色，即成素酥肉。

6、素酥肉、素火腿、鮮菜、香菇（留一個不切）冬筍、腐竹（水發後）均切成筷子條。

7、雞蛋攤成蛋皮切絲。

8、以上各絲定碗，加鹽、糖、味精、胡椒、湯等，入籠蒸軟，取出翻扣於大圓盤中。

9、鍋中下好湯、鹽、糖、味精、胡椒、吃好味，勾芡，淋於雜燴上，滴上香油即成。

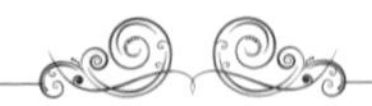

二、青椒炒牛皮菜

主料：青椒 2 ~ 3 個，牛皮菜適量。

輔料：鹽、味精、薑片、蔥花。

製作：

1、將牛皮菜洗淨後用沸水進行焯熟，撈起切成 1 公分的小段備用。

2、將油下鍋，待溫熱後放入薑片和蔥花煸香。

3、放入青椒翻炒。

4、放入牛皮菜，依個人口味調入鹽和味精進行翻炒即可。

健康叮嚀

牛皮菜性質寒利，人若多食則寒冷生濕。

食遍天下

牛皮菜原產自歐洲，後來途經阿拉伯傳入中國，現在已經成為夏季中國北方的常見蔬菜。

螺絲菜

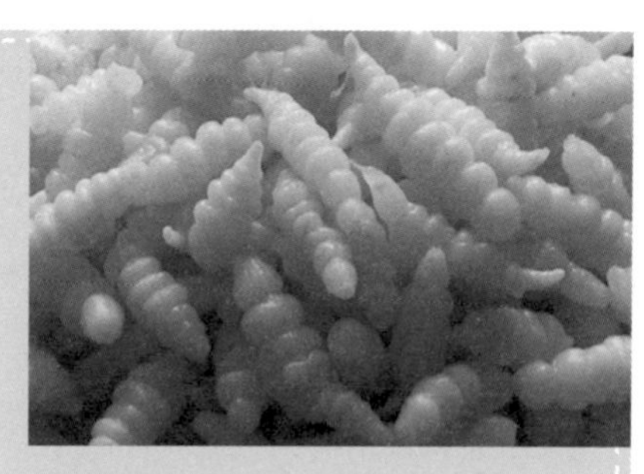

八寶什錦不可少

螺絲菜，顧名思義，因為其成熟時可食用的塊莖成螺旋狀而得名。螺絲菜的塊莖嫩脆可口，多用來涼拌，也可以加工成罐頭及甜品。很多朋友都聽過什錦菜、八寶菜，螺絲菜就是其中不可或缺的一道佳品。

健康密碼

螺絲菜性味、甘平，不僅可以祛風清熱、活血化瘀，還可以滋陰補血、清肺益腎。可以治療感冒引起的發熱、咳嗽、氣喘等症狀，也可以治療肺結核、咳血、肺虛等病症。它的莖葉部分還可以治療風濕性關節炎，以及毒蛇咬傷等。

點食成金

一、醬寶塔菜

主料：螺絲菜 5000 克。
輔料：鹽 800 克，甜麵醬 4000 克。
製作：
1、將螺絲菜洗淨後曬乾，時間不宜長。
2、按一層菜一層鹽的順序放入壇中醃製。
3、每隔兩天翻壇一次，每次翻三次，使鹽均勻。
4、20 天後放入清水中漂洗，時間為 4 小時左右。
5、撈出曬乾放入布袋，每次 2.5 公斤。
6、將放入布袋的螺絲菜放入甜麵醬的醬缸中醬製。
7、每天翻壇三次，十天後即可食用。

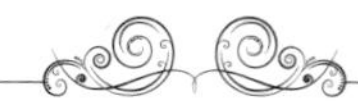

二、百花串醬菜

主料：紅蘿蔔 120 克、白蘿蔔 120 克、胡蘿蔔 120 克、佛手瓜 100

克、黄瓜150克、茭白150克、圓白菜150克、苤藍100克、圓白菜100克、螺絲菜100克、蒜苔100克、豇豆120克。

輔料：大蒜（白皮）30克、子薑30克、鹽100克、醬油1000克。

醬製方法俗稱五走法：

一走：將原料削好洗乾淨剔去纖維粗筋（如豇豆頭等），切成條狀或片狀，以濃度5%鹽水進行浸泡5天，浸出原料中的原液。

二走：原料處理後，約100公斤菜入缸，用100公斤醬油泡5天。

三走：二缸翻入三缸再泡5天（用原醬油）。

四走：三缸翻入四缸泡5天，用原醬油，即為半成品。

以上前四走統稱隨缸，也就是我們常說的「倒缸」。

五走：從第四缸取出，放入料缸，再泡7天，即為成品。

隨缸的作用是將原料中的自含水分逐步浸出吸收鹹味，並生成脆性。料缸主要作用是形成香味，甜味，鮮味並浸入藥性。

主要用的香料和中草藥物有：

花椒、胡椒、八角、蔻仁、公丁、小茴香、山柰、草果、桂皮、桂仁、藿香、草香、蘇麻、桐花、瓜蔞仁、西仁、黨參、當歸川芎、杏仁、芯極、香松、救駕、甘草、芯松、青果、交香、白牡丹環草、孔蘭、銀蘭、白蘭、香花、芍葉、金瓜、瓜片、香蕉片、橘皮等。

具體方法是：

將香料碾成末，以紗布包裹與菜同泡，再撒一些蒿枝，蘇麻杆，陰包穀，並加以適量紅糖，白糖，冰糖，以增加甜味，再加入少量味精以增加鮮味。各香料的用量一般在3～5克即可。

這道菜可以潤肺、止咳、降血壓，其中紅蘿蔔不宜與人參、西洋參同食，白蘿蔔也一樣忌用。

健康叮嚀

螺絲菜尤其適合風熱感冒、虛勞咳嗽、小兒疳積、肺炎、黃疸、氣喘、肺虛、腎虛腰痛、淋巴結核、肺結核、咯血等患者也可多食。

食遍天下

慈禧太后有一次西行無意之中吃到了百姓家醃製的螺絲菜，讚不絕口，此後要求禦廚專門學習以方便她隨時享用。

木耳菜

老年人養生首選食材

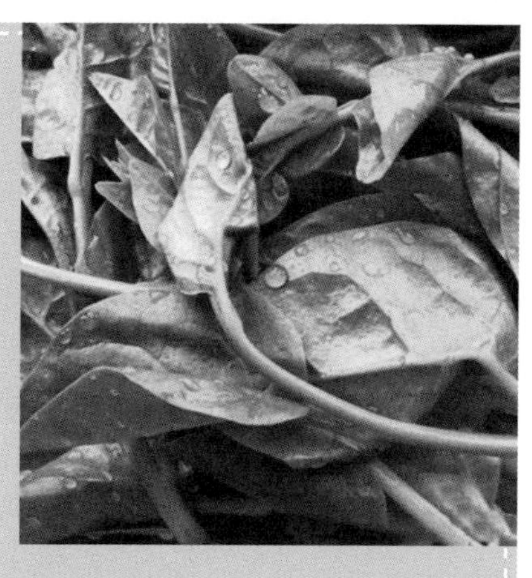

木耳菜對於普通的百姓來說，似乎很少在餐桌上看見它的身影。其實，木耳菜卻是中國非常古老的一種蔬菜，只是暫時被我們遺忘。木耳菜的葉子近似圓形，粘滑且肥厚，酷似木耳，其味清香，嫩滑多汁，又被稱為「落葵」、「豆腐菜」、「胭脂菜」、「承露」。

健康密碼

木耳菜包含豐富的營養素，其中鈣、鐵等元素含量最高。藥用時有清熱解毒、涼血生肌的功效，也可治療便祕和痢疾等病症。木耳菜不僅富含維生素A、維生素B、維生素C和蛋白質，而且熱量低、脂肪少，經常食用有降血壓、益肝、清熱涼血、利尿、防止便祕等療效，是老年人的營養佳品。此外，木耳菜的鈣含量很高，比鈣含量極為豐富的菠菜還要多出2、3倍。所以，如果要補鈣，木耳菜是非常明智的選擇。

點食成金

一、木耳菜湯

主料：青椒200克、木耳菜520克。

輔料：薑片3克、鹽3克、花生油5克、蔥花3克。

製作：

1、將木耳菜洗淨後切碎，備用。

2、將青椒洗淨切碎。

3、鍋中倒入花生油，待溫熱後倒入薑片及蔥花進行煸香。

4、放入青椒爆炒。

5、倒入開水，放入切碎的木耳菜。

6、依個人口味調入鹽、味精即可。

此菜可以清腸熱，加之粗纖維豐富，是適合老年人食用的佳品。同時，具有減肥的功效，愛美的人士不容錯過。

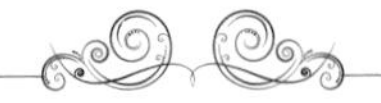

二、涼拌木耳菜

主料：木耳菜 400 克、乾銀耳 15 克。

輔料：鹽 2 克、醋 8 克、香油 2 克。

製作：

1、將洗淨的木耳菜用沸水浸泡 2 ～ 3 分鐘後撈出用冷水過濾，以便除去其澀味。
2、待木耳菜菜色呈現出鮮亮的綠色後為佳。此時將木耳菜切斷備用。
3、將銀耳浸泡後撈出，洗淨撕成小朵狀。
4、將撕碎的銀耳和木耳菜混合，依個人口味加入蒜泥、鹽、味精以及香油。
5、攪拌均勻即可。

這是一道有助於延緩衰老的食譜。木耳不易旺火爆炒，溢出粘液會影響食用美味，且不宜放醬油。此菜可以清腸熱，加之粗纖維豐富，是適合老年人食用的佳品。同時，具有減肥的功效，愛美的人士不容錯過。

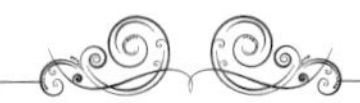

三、木耳菜燉鴨腎

主料：鴨肫 200 克、瘦豬肉 80 克、木耳菜 100 克。

輔料：薑片 3 克、蔥花 3 克、味精和鹽適量。

製作：

1、將鴨腎洗淨後切成厚片狀。
2、將鍋中的開水煮沸，放入切好的鴨腎，煮燙約 5 分鐘後撈出。
3、鍋中注入冷開水，將煮好的鴨腎放入其中，進行煮燉，時間為 3 小時。
4、將木耳菜洗淨，將瘦豬肉切片後一起放入鴨腎湯中，再燉上 1 小時。
5、放入調味料，燜煮片刻即可。

健康叮嚀

1、老年人、高血壓患者、肝病及便祕患者可多食用。

2、孕婦慎用，脾胃虛寒者慎用。

食遍天下

木耳菜是中國的古老蔬菜。因為它的葉子近似圓形，肥厚而黏滑，好像木耳的感覺，所以俗稱木耳菜。木耳菜的嫩葉烹調後清香鮮美，口感嫩滑，深受南方居民的喜愛；近年來，北方人也嘗到了它的美味。

馬齒莧

民間長壽菜，天然抗生素

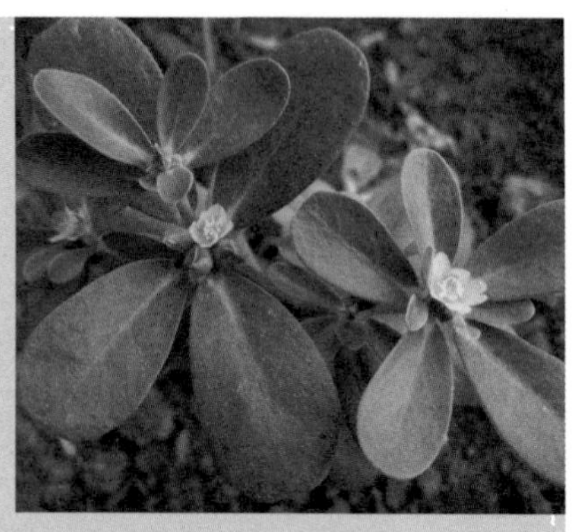

馬齒莧多呈現出卷皺成團的形態，嫩葉片易破碎，莖呈現為棕褐色，形態為圓柱型。馬齒莧又被稱為「五行草」：其嫩葉青、其梗赤、其花黃、其根白、其子黑。在古籍中常有記載用馬齒莧做藥材入藥，是一方不可多得的食療佳品。又名為長壽菜、安樂菜、耐旱菜。

健康密碼

馬齒莧被稱為「天然抗生素」，含有大量去甲基腎上腺素和多量鉀鹽等營養成分，對痢疾桿菌、大腸桿菌、金黃色葡萄球菌等細菌都有很好的抑制作用。此外馬齒莧味酸，性寒、質粘滑利，具有清熱祛濕，散血消腫，利尿通淋的功效。馬齒莧汁對平滑肌有顯著的作用，用它製成的飲料有明目作用；馬齒莧還是罕見的天然高鉀食物，由於細胞內缺鉀會導致細胞含水量減少，而細胞內水分下降與細胞衰老正相關，進食馬齒莧可保持血鉀和細胞內的鉀處於正常水準。馬齒莧酸寒，入心經走血分，功能涼血止血，解毒療癰；入大腸又善清涼血治痢；馬齒莧具有解毒、消炎、利尿、消腫的功效；對糖尿病有一定輔助治療作用。

點食成金

一、馬齒莧芡實瘦肉湯

主料：馬齒莧 50 克、芡實 100 克、瘦豬肉 150 克。

輔料：精鹽 2 克、味精 1 克。

製作：

1、將馬齒莧摘去根老及葉黃的地方，用清水洗淨，用刀切成段備用。

2、將瘦豬肉洗淨切成肉丁備用。

3、將芡實洗淨備用。

4、在鍋中加入清水，放入切好段的馬齒莧，切好肉丁的瘦豬肉以及洗淨的芡實。
5、先用武火煮沸，起鍋後改用文火，燜煮約2小時即可。
6、依個人口味加入精鹽、味精。

這道菜有治療月經不調及清熱解毒的功效，對於小便短黃、口渴口苦、有口臭、痢疾的患者有功效。

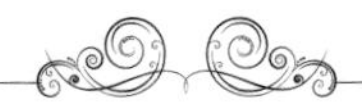

二、馬齒莧炒雞蛋

主料：馬齒莧60克、雞蛋5～6個。
輔料：精鹽、味精、薑片、蔥花、花生油、料酒、醬油適量。
製作：
1、將馬齒莧摘去根老及葉黃的地方，用清水洗淨，用刀切成段備用。
2、將雞蛋在碗中打散，加入適量精鹽、味精、料酒、醬油、及少許花生油，用筷子拌勻。
3、鍋中倒入花生油，待油溫熱後放入拌勻的雞蛋進行翻炒。
4、雞蛋炒熟變色裝盤後，再放入馬齒莧進行翻炒。
5、重新倒入雞蛋與馬齒莧一起翻炒，加入少許鹽及味精，裝盤即可。

這道菜可以清熱解毒，益氣補虛，清除腸垢。

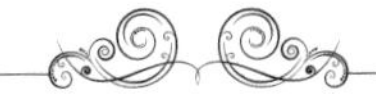

三、馬齒莧雞肉粥

主料：粳米100克、馬齒莧100克、雞肉50克。
輔料：鹽2克、沙拉油5克。
製作：
1、將馬齒莧摘去根老及葉黃的地方，用清水洗淨，用刀切成段備用。
2、將粳米洗淨後用冷水浸泡是其發脹，備用。
3、將雞肉洗淨切成小丁備用。
4、在鍋中加入1000毫升的冷水，放入粳米至於鍋中。
5、旺火煮沸後第一次起鍋，改用小火燜煮。
6、湯濃稠後加入雞肉丁和馬齒莧，放入沙拉油及鹽，燜煮至沸騰即可。

四、馬齒莧滾魚尾湯

主料：馬齒莧 250 克、草魚 300 克。

輔料：大蒜 10 克、薑 5 克、鹽 3 克、味精 2 克、植物油 15 克。

製作：

1、將馬齒莧摘去根老及葉黃的地方，用清水洗淨，用刀切成段備用。

2、大蒜去皮洗淨搗成蒜茸；薑洗淨切片。以備用。

3、將草魚洗淨，抹乾水，加入少許精鹽醃 15 分鐘，然後切片。

4、鍋中放油，加熱後，放入切好的薑片及魚片，待煎至黃色後鏟起來。

5、鍋中放入切好的蒜，加入水適量。

6、武火爆煮。魚片再次放入，5 分鐘後再放入切好的馬齒莧，煮沸。

7、慢火 10 分鐘後加入精鹽及味精即可。

健康叮嚀

1、挑選馬齒莧應選擇葉多、株小、質嫩，顏色呈現出青綠色為最佳。

2、馬齒莧不宜與甲、鱉同食。

食遍天下

在中國，馬齒莧多以春夏季節到田野採集野生種的莖葉供食用為主，有些國家已逐步轉向以人工栽培為主，台灣正大力推廣人工栽培。

明日葉

長壽者的獨家食譜

明日葉具有十分旺盛的生命力。據說在日本，有很多長壽的老人因為經常食用明日葉，即使到了高齡也可以和青年人一樣勞作，被稱為是長壽者的獨家食譜。其食用部分是其嫩莖葉的部分，全草也可食用。

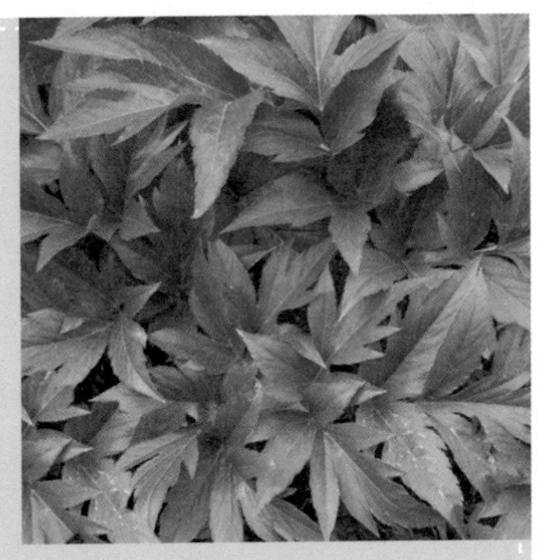

健康密碼

據日本研究者研究發現，明日葉中含有維持人體健康，防止老化所必需的多重維生素、微量元素及礦物質，其中所含的天然黃酮及香豆素具有抗菌、抗癌的作用。明日葉的莖、葉含有多重維生素、氨基酸及胡蘿蔔素，可作為天然蔬菜直接食用，十分神奇。明日液中含有一種獨特的物質「查耳酮」，長期飲用明日葉泡的茶水，不僅可以治療癌症，預防愛滋病，而且對高血壓、糖尿病、便祕、肝炎有顯著的治癒作用。不僅如此，它對美容、減肥也效果顯著，且無副作用。

點食成金

一、明葉魚

主料：明日葉適量，草魚一條。

輔料：蔥花、薑片、味精、精鹽、植物油各適量。

製作：

1、將明日葉用清水洗淨，用刀切成段備用。

2、大蒜去皮洗淨搗成蒜茸，薑洗淨切片以備用。

3、將草魚洗淨，抹乾水，加入少許精鹽醃15分鐘。切片。

4、鍋中放油，加熱後，放入切好的薑片及魚片，待煎至黃色後鏟起來。

5、鍋中放入切好的蒜，加入水適量。

6、武火爆煮。

7、魚片再次放入，5 分鐘後再放入切好的明日葉，煮沸。

8、慢火 10 分鐘後加入精鹽及味精即可。

健康叮嚀

明日葉與肉、魚同煮，其芳香可以解除後者的腥味。

食遍天下

明日葉是一種翠綠色的植物，原產於哈基居島。「哈基居」意思是「明天的葉子」，就是由於這種植物具有極強的生長能力，幾乎能在一個晚上就長出新枝，所以被稱為「明日葉」。哈基居島上居民以長壽聞名，千百年來明日葉就是他們經常食用的食品之一。

苜蓿

幸運的三葉草

苜蓿俗稱三葉草，有「牧草之王」的美稱，產量高、品質好。最早是西漢時期途經西域傳入中國的。它的營養價值非常高，是中國古老的蔬菜之一。

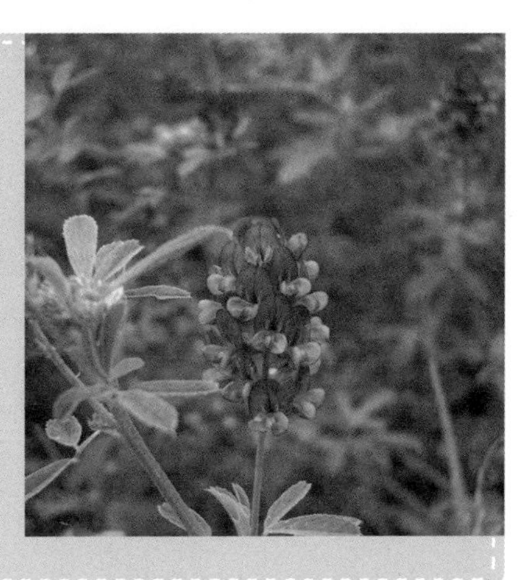

健康密碼

苜蓿具有清熱利尿、舒筋活絡、疏利腸道、排石、補血止喘的功效；主治氣管炎、貧血、濕熱黃疸、尿黃及目赤、腸炎、夜盲、膀胱結石等病症。還具有清脾胃、利大小腸、下膀胱結石的功效。

苜蓿中含有大量的鐵元素，因而可作為治療貧血的輔助食品；苜蓿中所含的B族維生素成分，可治療惡性貧血。此外，苜蓿還含具有止血作用的維生素K，民間常用來治療胃病或痔瘡出血，有些驗方用它來治胃或痔、腸出血。

苜蓿中還含苜蓿素和苜蓿酚等物質，有止咳平喘的作用，對支氣管炎有一定療效。其所含有的粗纖維，可促進大腸蠕動，有助於大便及毒素的排泄，防治大便祕結和腸癌。

點食成金

一、粳米苜蓿粥

主料：粳米100克、苜蓿200克。

輔料：鹽2克、味精15克、豬油10克。

製作：

1、將苜蓿摘揀後洗淨，用刀切細後備用。

2、將粳米淘洗乾淨後放入冷水中浸泡兩小時。

3、鍋中倒入豬油後，待油熱後倒入苜蓿翻炒。

4、另一鍋中加入適量冷水，放入粳米用武火煮沸。

5、起鍋後，用小火煮至粥成，放入苜蓿、鹽及味精即可。

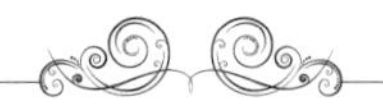

二、苜蓿燒栗肉

主料：栗子（鮮）350 克、香菇（鮮）50 克、苜蓿 150 克。

輔料：醬油 30 克、鹽 1 克、白酒 2 克、白砂糖 10 克、味精 2 克、黃酒 30 克、澱粉(豌豆)10 克、香油 30 克、沙拉油 75 克。

製作：

1、用刀將板栗砍裂，放在沸水鍋中煮透，使栗肉爆出，撈起，趁熱剝殼去皮膜，洗淨。

2、香菇去蒂洗淨後擠乾水分。

3、澱粉加水適量調勻成濕澱粉約 20 克，備用。

4、鍋架火上，放入油25克燒熱，把栗肉和香菇放下略炒，加醬油、白糖和適量水，用大火燒沸。

5、轉用小火燜燒 10 分鐘，使栗肉和香菇充分透出香味。

6、加味精 1 克，下濕澱粉勾流利芡，使鹵汁稠黏，淋上麻油，翻顛均勻裝盤。

7、鍋架火上，放油 50 克燒熱，放精鹽熗鍋，投入草頭快速煸炒，加味精少許，沿鍋邊灑入高粱酒烹香，至其變色。

8、倒入漏勺中瀝去湯汁，用筷子夾起圍在板栗和香菇周圍即成。

健康叮嚀

1、貧血、支氣管炎、氣管炎、便祕、及腸出血的患者可以多食用。

2、尿路結石患者慎用。

食遍天下

關於三葉草，有一種說法是亞當夏娃從伊甸園帶入人間的禮物。還有一種的說法是，拿破崙行軍經過一片草原的時候發現了四辦的三葉草，好奇的蹲下查看，正好躲過一顆襲擊的子彈。於是，三葉草就成了幸運的代表，尤其是四辦的三葉草更是幸運的代名詞。

薯蕷

物美價廉的補虛良品

薯蕷營養十分豐富，並且物美價廉，適合普通百姓的日常食用。它可食用的部位是塊根部分，其塊根呈現圓柱形，含有澱粉和蛋白質。在中國，薯蕷以四川的「腳板薯」和山西的「懷山藥」最為著名，其中懷山藥又有懷參之稱。

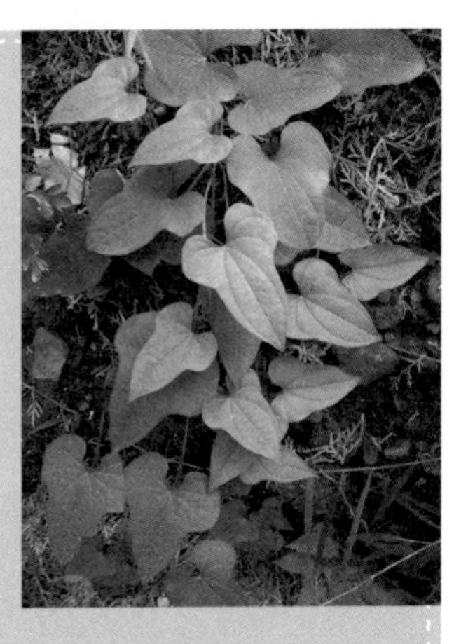

健康密碼

薯蕷味甘、性平，具有健脾補肺、益胃補腎、固腎益精、聰耳明目、助五臟、強筋骨、長志安神、延年益壽的功效。主治脾胃虛弱、倦怠無力、食欲不振、久泄久痢、肺氣虛燥等病症。

薯蕷的主要功效有：

1、健脾益胃、助消化。

山藥含有澱粉酶、多酚氧化酶等物質，有利於脾胃消化吸收功能，是一味平補脾胃的藥食兩用之品。不論脾陽虧或胃陰虛，皆可食用。臨床上常用治脾胃虛弱、食少體倦、泄瀉等病症。

2、滋腎益精。

山藥含有多種營養素，有強健機體，滋腎益精的作用。大凡腎虧遺精，婦女白帶多、小便頻數等症，皆可服之。

3、益肺止咳。

山藥含有皂甙、黏液質，有潤滑，滋潤的作用，故可益肺氣，養肺陰，治療肺虛痰嗽久咳之症。

4、降低血糖。

山藥含有粘液蛋白，有降低血糖的作用，可用於治療糖尿病，是糖尿病人的食療佳品。

5、延年益壽。

山藥含有大量的黏液蛋白、維生素及微量元素，能有效阻止血脂在血管壁的沉澱，預防心血疾病，取得益志安神、延年益壽的功效。

6、抗肝昏迷。

近年研究發現山藥具有鎮靜作用，可來抗肝昏迷。

點食成金

一、章魚排骨燉山藥

主料：章魚乾 300 克、排骨、山藥各適量。

輔料：高湯、鹽、味精、雞精、蔥花、薑片、黃酒各適量。

製作：

1、將山藥去皮洗淨後放入鹽水中浸泡，撈出切成塊狀。
2、將章魚乾洗淨，備用。
3、將排骨洗淨後剁塊，備用。
4、鍋中放入清水，放入高湯。
5、將洗淨備用的山藥、章魚、排骨倒入鍋中。
6、依個人口味加入鹽、味精、雞精、蔥花、薑片、黃酒。
7、待排骨脫骨，山藥酥軟後即可。

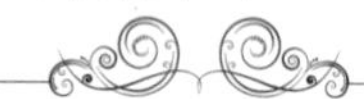

二、薯蕷桃仁羊肉湯

主料：羊肉 500 克、核桃 100 克、山藥 100 克。

輔料：高湯、鹽、味精、雞精各適量。

製作：

1、將山藥去皮洗淨後放入鹽水中浸泡，撈出切成塊狀。
2、將羊肉洗淨，斬塊，去淨血水，備用。
3、鍋中放油，將核桃放入油鍋中燜熟。
4、鍋中倒入高湯。
5、將羊肉、薯蕷、核桃放入鍋中。依個人口味加入鹽、味精、雞精，燜煮 2 小時即可。

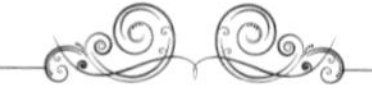

三、萵筍炒薯蕷

主料：山藥 250 克、萵筍 250 克、胡蘿蔔 50 克。

輔料：鹽、雞精、胡椒粉、白醋、沙拉油、蔥花、薑片各適量。

製作：

1、將山藥去皮洗淨後放入鹽水中浸泡，撈出切成塊狀。

2、將萵筍、胡蘿蔔洗淨後切成長條以備用。

3、鍋中倒入沙拉油，待油溫熱後放入蔥花、薑片煸香。

4、先後放入山藥、萵筍、胡蘿蔔，依個人口味放入鹽、雞精、胡椒粉及白醋。

5、炒熟即可食用。

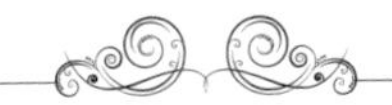

四、薯蕷藥用偏方

1、心腹虛脹，手足厥逆，不思飲食。用薯蕷半生半炒為末。每服二錢，米湯關定。一天二次。

2、禁口痢。治方同上。

3、小便數多。用薯蕷（礬水煮過）、白茯苓，等分為末。每服二錢，水送下。

4、痰風喘急。用生薯蕷（搗爛）半碗，加甘蔗汁半碗，和勻，一次飲服。

5、脾胃虛弱，不思飲食。用薯蕷、白術各一兩，人參七錢半，共研為末，加水和糊做成丸子，如小豆大。每服四十至五十丸，米湯送下。

6、濕熱虛泄。用薯蕷、蒼術等分，加飯做成丸子米湯送服。

7、腫毒初起。用帶泥的薯蕷、蓖麻子、糯米等分，水泡過，研細敷塗即散。

8、手足凍瘡。有薯蕷一截，磨泥敷上。

健康叮嚀

1、糖尿病人，慢性腎炎及長期腹瀉的患者可多食薯蕷。

2、大便乾結者不宜多食。

3、薯蕷忌與甘隨同食，忌與鹼性藥物同食。

4、薯蕷製作過程中的注意：山藥切片後需立即浸泡在鹽水中，以防止氧化發黑；新鮮山藥切開時會有黏液，極易滑刀傷手，可以先用清水加少許醋洗，這樣可減少黏液；山藥質地細膩，味道香甜，不過，山藥皮容易導致皮膚過敏，所以最好用削皮的方式，並且削完山藥的手不要亂碰，多洗幾遍手，要不然就會抓哪兒哪兒癢；好的山藥外皮無傷，帶黏液，斷層雪白，黏液多，水分少；山藥鮮品多用於虛勞咳嗽及消渴病，炒熟食用治脾胃、腎氣虧虛。

食遍天下

中國有三個地方的山藥已申請了國家地理標誌保護產品，一種是「鐵棍山藥」其產自河南焦作；一種是「陳集山藥」其產自山東省菏澤市陳集鎮，包括「雞皮糙山藥」和「西施種子山藥」；還有一種為「佛手山藥」，產地為湖北武穴。

葛根

女性最愛，滋容養顏

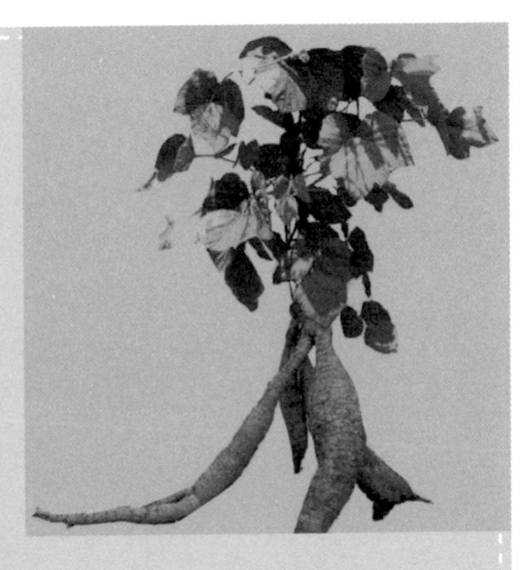

葛根是中國南方多個省區百姓餐桌的常食蔬菜。最近以來，葛根風行日本、韓國，其獨特的豐胸、美容效果，使得眾多愛美女性趨之若鶩。葛根不僅是一種食物，人們還可以用它來織造衣服，甚至在幾千年前就有葛根製衣的記載。

健康密碼

葛根味甘、辛，涼，具清熱解毒，解痙鎮痛，升陽解肌，透疹止瀉，增加腦和冠狀血流，改善腦微循環等作用。另外，它所富含的異黃酮，被稱作植物雌激素，具有豐胸美容的特殊作用。

點食成金

一、葛根薏仁粥

主料：葛根 120 克、薏米 30 克、粳米 30 克。

輔料：鹽 1 克。

製作：

1、將葛根去皮後洗淨，切成片狀備用。

2、將薏米、粳米洗淨備用。

3、鍋中放入清水，放入洗淨的薏米、粳米、及切成片的葛根。

4、用文火燜煮，煮熟即可食用。

此粥有清熱利尿之作用，對於風濕性關節炎患者，高血壓及冠心病患者有很好的療效。腎虛者不宜食用。

二、葛根瘦肉湯

主料：瘦豬肉 500 克、葛根 500 克、蜜棗 30 克。
輔料：薑 5 克、鹽 5 克。
製作：
1、將葛根去皮後洗淨，切成片狀備用。
2、將蜜棗去核，洗淨後備用。
3、將瘦豬肉洗淨後切成小塊備用。
4、鍋中放入清水，將洗淨切好的葛根、蜜棗、瘦豬肉丁放入鍋中。
5、先用武火煮沸，起鍋後改用文火。
6、2 小時後，依個人口味放入適量鹽即可。

此湯有清熱去火，生津止渴的功效。肝腎不足、寒濕頸痛患者忌用此湯。

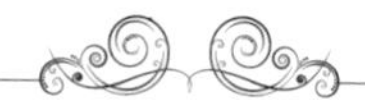

三、葛根綠豆菊花粥

主料：粳米 100 克、綠豆 60 克，菊花 10 克、葛根粉 30 克。
製作：
1、將粳米洗淨備用。葛根粉兑水調成糊狀。
2、將菊花裝入紗袋中，紮緊口袋。
3、鍋中加入清水，將裝滿菊花的紗袋放入鍋中煮出菊花汁。
4、將綠豆洗淨後放入清水中浸泡約半小時。
5、半小時後將綠豆放入另一鍋中加水煮沸。
6、待綠豆開花後，加入粳米煮沸。
7、倒入菊花汁。
8、將調製好的葛根份倒入鍋中，煮開即可食用。

此粥可以生津止渴、降低血壓、清熱解煩，高血壓、冠心病、脾虛燥熱患者尤為適合。脾虛胃寒者忌用。材料中的菊花忌與雞肉、豬肉、芹菜同食。

健康叮嚀

1、挑選葛根應注意：塊大為佳，塊小為次；質地堅實為佳，質鬆為次；色白為佳，色黃為次。
2、一般人皆可服用。高血壓、高血脂、高血糖患者，心腦血管疾病患者，更年期婦女，中老年人尤為適用。

食遍天下

中國最早的醫學專著《神農本草經》將葛根列為中品，並記載了葛根的性味和功效，葛根開始應用於治療疾病。現代日本，葛根主要用於編織葛布、加工食品和保健藥品。

魔芋

鹼性食物，遠離癌症

相信很多朋友都知道，酸性體質的人患癌的幾率會很高，多吃鹼性食物可以改變酸性體質。那麼，鹼性食物有哪些呢？這是很多朋友所關心的。在這裡，我們就來認識這樣一種鹼性食物——魔芋。魔芋別名叫做蒟蒻，不僅營養豐富、而且具有低熱量、低脂肪、高纖維的特點，因此廣受民眾喜愛。

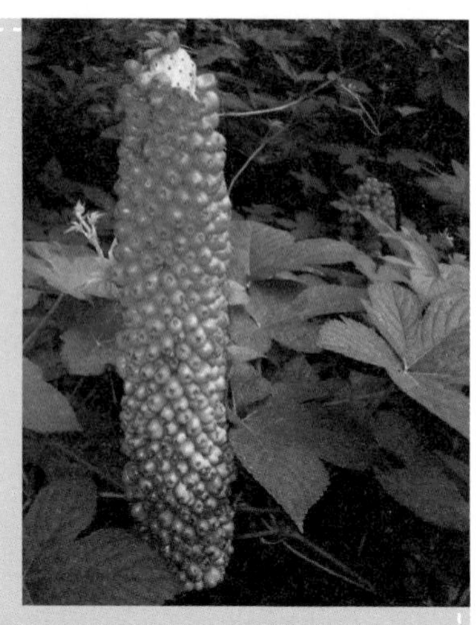

健康密碼

魔芋含有大量詔身甘露糖酐、維生素、植物纖維及一定量的黏液蛋白，具有奇特的保健作用和醫療效果，被人們譽為「魔力食品」。民間有「不想胖，吃魔芋；要想瘦，吃魔芋；要想腸胃好，還是吃魔芋」的說法。

魔芋的保健功效主要有：

1、活血化瘀：魔芋性味辛溫，有推動血行、防止瘀腫的作用。魔芋所含的黏液蛋白能減少體內膽固醇的積累，預防動脈硬化和防治心腦血管疾病。

2、抗癌消腫：魔芋對癌細胞代謝有乾擾作用，藥敏試驗對賁門癌、結腸癌細胞敏感，可以化痰軟堅，散腫解毒，主治腫塊、痰核、瘰鬁等症，能夠防治癌瘤。

3、潤腸通便、減少對脂肪的吸收：魔芋中的纖維能促進胃腸蠕動，潤腸通便，防止便祕和減少腸對脂肪的吸收，有利於腸道病症的治療，並能減少體內膽固醇的積累，對防治高血壓、冠狀動脈硬化有重要意義；

4、減肥：魔芋是低熱食品，其中所含的葡萄甘露聚糖會吸水膨脹，可增大至原體積的 30 ～ 100 倍，因而食後有飽腹感，可用於治療糖尿病，也是理想的減肥食品。

點食成金

一、香菇白菜炒魔芋

主料：香菇（乾）50 克、大白菜 150 克、魔芋 200 克。

輔料：鹽 2 克、澱粉 15 克、味精 1 克、薑 3 克、沙拉油 5 克。

製作：

1、先將魔芋蒸煮 3 小時去毒，撈出後洗淨對半切開。

2、將香菇用溫水浸泡，待香菇變軟後洗淨切成片狀備用。

3、將大白菜洗淨後切成小塊備用。

4、鍋中放入沙拉油，油熱後放入切好的香菇及魔芋。

5、用熱略炸片刻後撈起。

6、將大白菜倒入鍋中翻炒後加入適量冷水，煮沸後加入適量鹽和薑片。

7、將香菇片及魔芋放入燜煮 2 分鐘後加入味精，濕澱粉即可。

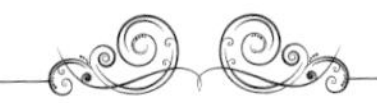

二、魔芋麵

主料：魔芋 350 克、雞胸脯肉 100 克、胡蘿蔔 50 克、黃瓜 50 克。

輔料：料酒 15 克、花生油 20 克、醬油 5 克、白砂糖 3 克、鹽 3 克、香油 5 克、薑 5 克、青蔥 5 克。

製作：

1、先將魔芋蒸煮 3 小時去毒，撈出後洗淨切塊。

2、將雞肉放入鍋中煮熟後撈出，切成絲狀。

3、將小黃瓜、薑片切成細絲。

4、鍋中放入沙拉油，待油熱後放入蔥花及薑片煸香。

5、鍋中加入兩碗水，放入調料，煮開後熄火。

6、將魔芋盛入碗中，將煮熟的肉絲、切好的黃瓜絲、蘿蔔絲放在魔芋四周，淋上湯汁即可。

7、將香菇片及魔芋放入燜煮 2 分鐘後加入味精，濕澱粉即可。

健康叮嚀

1、所有人均可食用，尤其是糖尿病患者和肥胖者的理想食品。

2、生魔芋有毒，必須煎煮3小時以上才可食用，且每次食量不宜過多。若不慎中毒，可用醋加入少許薑汁，內服含漱。

食遍天下

魔芋被稱為「魔力食品」、「神奇食品」、「健康食品」。

相傳很久以前，四川峨眉山的道士，用魔芋塊莖澱粉生產的雪魔芋豆腐，色棕黃，其形酷似多孔海綿，味道鮮美，饒有風味，為峨眉山一珍品。後來，魔芋從中國傳到日本，深受日本人喜愛，幾乎每戶每餐必食之，直到現在仍然是日本民間最受歡迎的風雅食品，而且日本厚生省還明確規定中小學生配餐中必須有魔芋食品。

雪蓮果

印第安神果

雪蓮果被稱為神果，原產自南美洲的安第斯山脈，是當地印第安人的一種傳統食品。食用的部分是其根塊，形狀酷似紅薯，不含澱粉，鮮嫩多汁，口感脆嫩爽口。

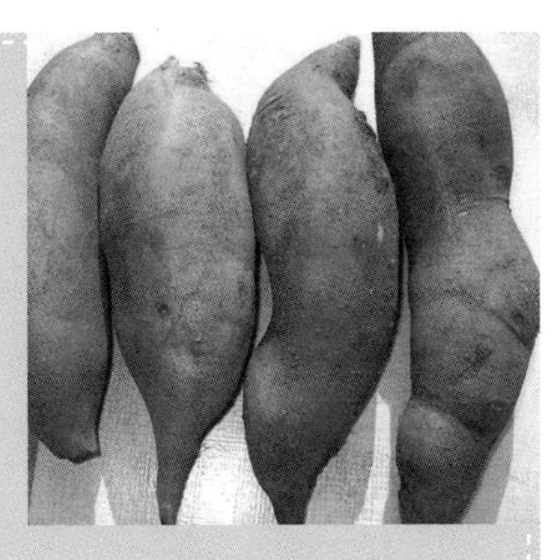

健康密碼

雪蓮果含有以下的藥用價值及保健功效：

1、調理血液，能降低血糖、血脂和膽固醇，可預防和治療高血壓、糖尿病，對心腦血管疾病和肥胖症等也有一定療效。

2、幫助消化，調理和改善消化系統的不良狀況。因雪蓮果富含水溶性膳食纖維和所有植物含量最高的果寡糖，所以能顯著促進腸胃蠕動，潤腸通便，不僅能消除便祕，還可防治下痢，是腸胃道疾病的剋星。

3、能抗氧化，消除自由基，可減少或避免結石症的發生。

4、具有清肝解毒，降火降血壓的功效，是有效的防治面痘、暗瘡，養顏美容的天然保健品。

點食成金

一、雪蓮果雞湯

主料：雪蓮果 500 克、老母雞一隻。

輔料：薑 3 片、鹽適量。

製作：

1、將老母雞洗淨後切塊，放入沸水中煮一下，撈起後備用。

2、將雪蓮果去皮後洗淨切成塊狀。

3、在砂鍋中倒入清水，倒入洗淨切好的雞塊和薑片。

4、大火煮沸後，改用文火燜煮 1 小時。

5、將切好的雪蓮果倒入，大火煮沸後用小火燜煮半小時後依個人口味加鹽即可。

這道湯味道鮮美，湯色清澈，具有解毒、防暗瘡、降脂調壓和消滯潤腸的作用。

健康叮嚀

雪蓮果大寒，腸胃不好者慎用。另外，雪蓮果去皮切開後，應放入清水中浸泡以免其氧化變色。

食遍天下

雪蓮果原產自南美洲的安第斯山脈，是當地印第安人的一種傳統根莖食品。如今，雪蓮果已在世界許多國家種植，引進中國後有幾種不同的叫法，如雪蓮果、菊薯、雪蓮薯、地參果、雅貢及亞貢等。

豇豆

豆中之上品

豇豆主要生長在熱帶及亞熱帶地區，原產於非洲，後傳入印度。李時珍稱其為：「此豆可菜、可果、可穀，備用最好，乃豆中之上品」。豇豆一般分為長豇豆及飯豇豆。長豇豆經常被用作蔬菜，可熱炒、可涼拌。

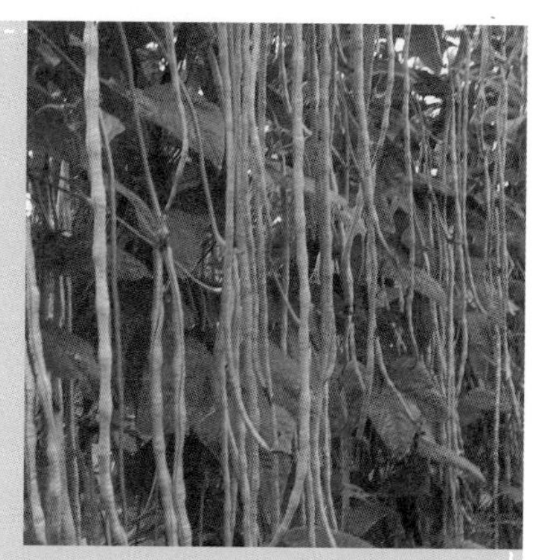

健康密碼

豇豆營養豐富，其保健功效主要有：

1、豇豆提供了易於消化吸收的優質蛋白質，適量的碳水化合物及多種維生素、微量元素等，可補充機體的招牌營養素。

2、豇豆所含B族維生素能維持正常的消化腺分泌和胃腸道蠕動的功能，抑制膽鹼酶活性，可幫助消化，增進食欲。

3、豇豆中所含維生素C能促進抗體的合成，提高機體抗病毒的作用。

4、豇豆的磷脂有促進胰島素分泌，參加糖代謝的作用，是糖尿病人的理想食品。

點食成金

一、豇豆燒田雞

主料：田雞250克、豇豆100克、胡蘿蔔片。

輔料：薑片、蒜片、鹽、雞精、澱粉、胡椒粉、花雕酒、沙拉油。

製作：

1、將田雞去皮後洗淨。

2、用鹽、雞精、澱粉拌勻過油待用。

3、將豇豆洗淨後瀝乾打結待用。

4、鍋中放油，放入薑片、蔥花煸香。

5、將洗淨的田雞和打結的豇豆放入鍋中。

6、加入鹽、雞精、胡椒粉和花雕酒，燒熟即可食用。

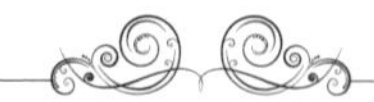

二、木須豇豆

主料：豇豆 300 克、雞蛋 200 克。

輔料：大蔥 10 克、薑 10 克、料酒 5 克、鹽 4 克、味精 2 克、白砂糖 2 克、大豆油 50 克、香油 10 克。

製作：

1、將豇豆洗淨後切成長度為 3 公分段。

2、放入沸水鍋中煮一下，撈出晾乾。

3、將雞蛋打散在碗裡，加入精鹽拌勻。

4、在鍋裡加入豆油，溫熱後倒入雞蛋，翻炒後裝盤。

5、鍋內加入豆油，溫熱後倒入蔥花及薑片煸香。

6、放入豇豆翻炒，依個人口味加入料酒及白糖。

7、再次倒入煎好的雞蛋，撒上鹽和味精炒勻即可食用。

健康叮嚀

1、一般人群皆可食用，且糖尿病、腎虛、尿頻及婦科病患者可多食。

2、氣滯便結者患者應慎食。

食遍天下

阿拉伯國家有一種習俗，年輕的小夥子若要向心愛的姑娘求婚，必須帶一把豇豆。在姑娘出嫁時，嫁妝中也要有豇豆。可見，豇豆在阿拉伯人看來就是愛情的象徵。

鷹嘴豆

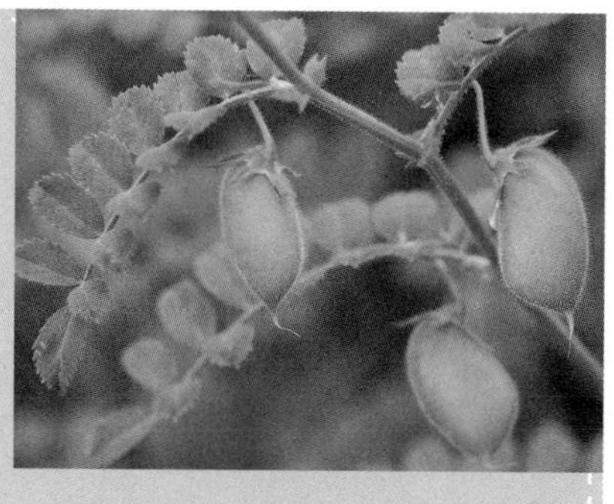

維族人的長壽豆

鷹嘴豆是十分珍貴的稀有物種資源，營養特別豐富，主要種植於印度和巴基斯坦兩國。在中國，只有新疆地區有較大規模的種植。在當地人的主食——手抓飯中，鷹嘴豆是不可或缺的，被稱為「長壽豆」。

健康密碼

鷹嘴豆是一種十分珍貴的稀有物種資源，屬於高營養豆類植物。其中純蛋白質含量高達28%以上，脂肪5%，碳水化合物61%，纖維4～6%，並且含有10多種氨基酸，其中人體必需的8種氨基酸全部具備，而且含量比燕麥還要高出2倍以上。

鷹嘴豆能夠延遲女性細胞衰老，使皮膚保持彈性、養顏、豐乳、減少骨質丟失，促成骨生成、降血脂、減輕女性更年期綜合症狀。

鷹嘴豆還可以防止癌細胞的增殖，促使癌細胞死亡，可以平衡荷爾蒙水準，讓食用者很少受到經前不適的困擾。

點食成金

一、香辣烤紅椒鷹嘴豆沙

主料：罐裝鷹嘴豆400克，瀝乾水分，罐裝烤紅辣椒100克。

輔料：檸檬汁3湯匙，芝麻醬1.5湯匙，蒜頭1個，搗碎，孜然半茶匙，辣椒粉半茶匙，鹽1/4茶匙，新鮮歐芹1小把，切碎。

製作：

1、用一個攪拌機，將鷹嘴豆，紅辣椒，檸檬汁，芝麻醬，蒜末，孜然，辣椒粉和鹽攪拌在一起直到平滑稍帶蓬鬆為止。（注意在攪拌的過程中要時刻將卡在攪拌機裡四周的混合物刮到中間，以便攪拌均勻。）

2、將攪拌好的混合物倒入一個碗裡，再放到冰箱至少1小時。（鷹嘴豆沙可以提前 3 天就做好放在冰箱裡，食用時放到室溫下即可）食用前撒些切好的歐芹，如有需要，再澆些橄欖油即可。

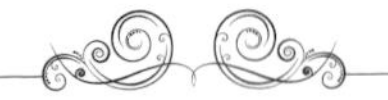

二、胡蘿蔔鷹嘴豆炸餅

主料：胡蘿蔔 350 克，大蒜 1 瓣，新鮮香菜（芫荽）1 大束，罐裝鷹嘴豆 400 克。

輔料：小茴香末 1 / 2 茶匙，香菜末 1 / 2 茶匙，雞蛋 1 個，麵粉 2 湯匙，食油（煎炸用）適量。

製作：

1、胡蘿蔔削皮，刨成細絲，備用。

2、大蒜去皮、略切碎。香菜洗淨瀝乾，剁碎成約 6 湯匙的分量。

3、鷹嘴豆洗淨瀝乾，和大蒜、新鮮香菜、小茴香末、香菜末一起放入食物調理機攪拌成糊狀。

4、加入胡蘿蔔、雞蛋與麵粉繼續拌勻，直至變成帶顆粒的泥狀物即可。

5、油注入煎鍋加熱，蔬菜泥分成 8 等份的小圓餅，分批放入鍋中煎熟。每面煎 2 ~ 3 分鐘，直到表面呈金黃色。

6、煎好的蔬菜餅放在廚用紙上吸乾油，即可搭配麵包及沙拉上桌。

健康叮嚀

鷹嘴豆加工後的澱粉，廣泛適用於蒸、煮、炒或泡湯，是糖尿病、高血壓和腎虛體弱者理想的健康食品。

食遍天下

將鷹嘴豆搗碎，加檸檬汁、橄欖油、芝麻醬，即製成鷹嘴豆醬，在中東廣泛食用，用作醬汁或沾麵包吃。亦可將鷹嘴豆搗碎煮熟，做成小薄餅狀煎食，此即以色列人愛吃的速食食品炸豆泥。在南歐，鷹嘴豆是湯、沙拉和燉菜的常用成分。籽粒作為主食或甜食．也可炒熟食用，也可製作罐頭或蜜餞等風味小吃，鮮豆做菜也可生吃。

白芸豆

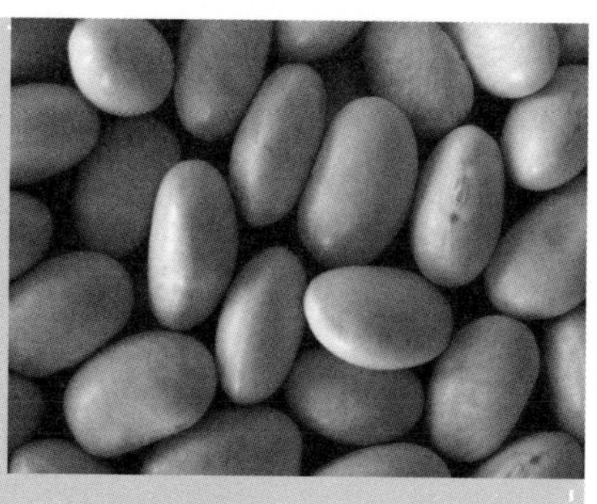

西餐常客，豆中之冠

白芸豆又稱為京豆、白豆，比普通的蠶豆還要大兩倍，被譽為「豆中之冠」。表皮潔白，味道鮮美且營養豐富，常用於西餐點綴食物，是十分名貴的豆種。

健康密碼

白芸豆含有豐富的蛋白質、脂肪、碳水化合物、胡蘿蔔素、維生素以及鈣、磷、鐵等人體必備的營養元素，有很高的食療價值。芸豆有鎮靜作用，對治療虛寒呃逆、胃寒嘔吐、跌打損傷、喘息咳嗽、腰痛、神經痛均有一定療效。芸豆還是一種高鉀低鈉食品，很適合於心臟病、動脈硬化、高血脂和忌鹽患者食用。

點食成金

一、冰糖白芸豆

主料：紅棗適量、白芸豆適量。
輔料：冰糖、桂花適量。
製作：
1、先將白芸豆放入清水中浸泡約 1 小時。
2、將鍋中放入清水，放入浸泡好的白芸豆。
3、待水開後加入冰糖並改為小夥燜煮。
4、用筷子戳一戳白芸豆，如果可以戳透，則放入洗好的紅棗。
5、半小時後，即可盛盤。
6、加上桂花即可食用。

二、白芸豆燒鳳爪

主料：肉雞鳳爪 500 克、大白豆 50 克。
輔料：白酒適量。
製作：
1、先將白芸豆放入冷水中浸泡約 1 個小時。
2、將洗淨的白芸豆放入蒸籠中蒸熟備用。
3、鳳爪放入白酒中醃製。
4、鍋中加入沙拉油，待油沸放入鳳爪炸至變色。
5、另一鍋中下家常汁，放入鳳爪入味。
6、放入白芸豆同燒，燒熟裝盤即成。

健康叮嚀

芸豆還能做涼拌菜，需先將豆子煮熟晾涼，再與胡蘿蔔、芹菜葉等加調味料拌勻。值得注意的是，芸豆含有一種毒蛋白，必須在高溫下才能被破壞，所以必須煮熟、煮透才能食用。

食遍天下

原產於美洲的墨西哥和阿根廷。中國的白芸豆，以雲南麗江水土好，無污染而出產的顆粒飽滿，色澤光潔的白芸豆品質為最佳。

眉豆

做菜好幫手

眉豆又名蛾眉豆、茶豆、小刀豆、羊眼豆、樹豆、藤豆等，外形呈扁橢圓形，外皮呈淡黃色，平滑有光澤。李時珍稱「此豆可菜、可果、可穀，備用最好，乃豆中之上品」。

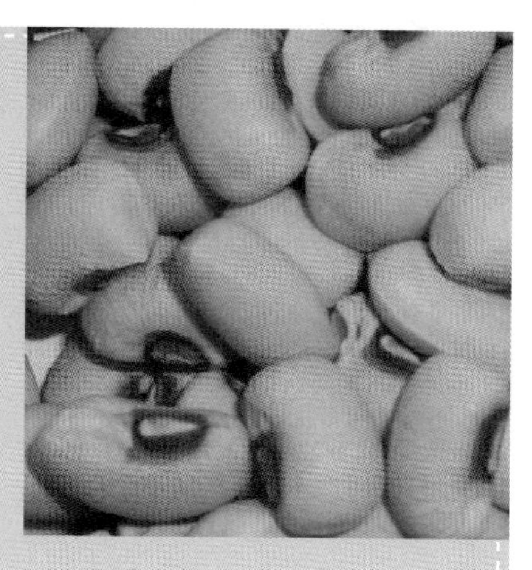

健康密碼

眉豆營養豐富，有以下功效：

1、眉豆提供了易於消化吸收的優質蛋白蛋，適量的碳水化合物及多種維生素、微量元素等，能夠補充機體的營養成分，提高免疫力。

2、眉豆所含維生素B1能維持正常的消化腺分泌和胃腸道蠕動的功能，抑制膽鹼酶活性，可幫助消化，增進食欲。

3、眉豆的磷脂有促進胰島素分泌，參加糖代謝的作用，是糖尿病人的理想食品。

點食成金

一、眉豆豬舌湯

主料：眉豆150克、豬舌200克、乾棗5克。

輔料：薑3克、鹽1克。

製作：

1、將眉豆洗淨後備用。

2、將紅棗浸泡水中半小時備用。

3、將豬舌放入沸水中，用火煮開，時間約5分鐘。撈起後將豬舌的舌苔刮淨，用清水洗乾淨備用。

4、鍋中放入清水，煮沸後放入洗淨的眉豆、洗淨的豬舌及去核的紅棗。

5、中火燜煮30分鐘，依個人口味加入薑片及鹽調味即可。

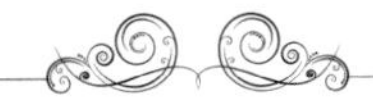

二、眉豆煲豬蹄

主料：豬蹄500克、眉豆100克、花生仁（生）50克、紅棗20克、陳皮5克。

輔料：薑3克、鹽3克。

製作：

1、眉豆洗淨後放入清水中浸泡約1小時。
2、花生仁洗淨備用。
3、紅棗洗淨去核後放入水中浸泡半小時。
4、豬蹄去毛洗淨，放入鍋中沸水蒸煮10～15分鐘，撈起洗淨。
5、陳皮放入清水中浸泡，洗淨備用。
6、在鍋裡放入清水適量，放入陳皮及花生仁煮沸。
7、放入豬蹄、去核的紅棗及眉豆，用文火煮約3小時。
8、依個人口味放入鹽及薑片調味即可食用。

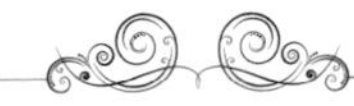

三、眉豆鯉魚煲

主料：眉豆100克、鯉魚200克、陳皮10克。

輔料：薑5克、鹽3克、植物油20克。

製作：

1、眉豆洗淨後放入清水中浸泡1小時。
2、陳皮、生薑洗淨備用。
3、將鯉魚去鰓，摘除內臟。（鯉魚魚膽有毒，不可食用，一定要摘除。）
4、鍋中倒入植物油，油熱後放入洗淨的鯉魚，稍微煎煮。
5、放入眉豆、陳皮及生薑。
6、加入清水後燜煮約1小時後，依個人口味加入鹽調味即可食用。

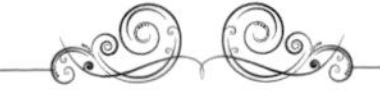

四、眉豆烏雞湯

主料：烏骨雞1200克、眉豆150克。

輔料：味精2克、鹽10克、薑15克、胡椒2克、料酒20克。

製作：

1、眉豆洗淨後放入清水中浸泡約 1 小時。
2、烏雞宰殺後去毛，去內臟，去腳爪。
3、烏雞洗淨，洗去血水。
4、將鍋中加入清水，放入洗淨的烏雞、眉豆、胡椒及料酒。
5、燒開後將浮在湯上的沫清除。
6、改用小火，煮至豆軟雞肉鬆散後，依個人口味加入鹽及味精即可食用。

健康叮嚀

1、眉豆一般人群皆可食用。特別適用於飲食不振、久泄不愈、小兒消化不良及婦女脾虛帶下的患者。對於癌症病人來說，也是食用佳品。
2、眉豆中含有毒蛋白、凝急素、及容易引發溶血症的皂素，所以需要煮熟之後食用，以免中毒。
3、寒熱病患者忌用。

食遍天下

眉豆以中國江蘇種植最多，河北、四川及雲南也有種植。眉豆這一稱呼是粵人所習慣的稱呼。

青豆

抑制癌症沒商量

青豆也叫做青大豆，外皮呈現為綠色。青豆含有豐富的蛋白質及人體必需的多種氨基酸，在民間是較為普及的家庭保健食品。

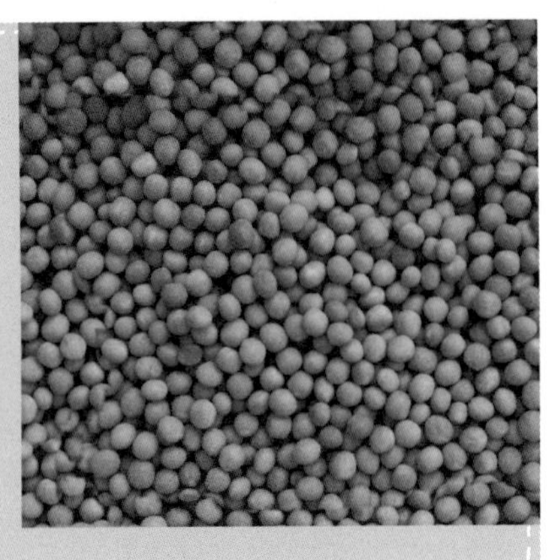

健康密碼

青豆味甘、性平，具有健脾寬中，潤燥消水的作用；主治疳積瀉痢、腹脹羸瘦、妊娠中毒、瘡癰腫毒、外傷出血等。它富含不飽和脂肪酸和大豆磷脂，有保持血管彈性、健腦和防止脂肪肝形成的作用；所含的皂角苷、蛋白酶抑制劑、異黃酮、鉬、硒等抗癌成分，對前列腺癌、皮膚癌、腸癌、食道癌有抑制作用。

點食成金

一、太極雙泥

主料：青豆 100 克、馬鈴薯 150 克。

輔料：糖、沙拉油各適量。

製作：

1、將青豆放入攪拌機中攪碎，打成糊狀。

2、將馬鈴薯放入攪拌機中攪碎，搭成糊狀。

3、鍋中放油，待油溫熱後放入攪拌好的青豆糊及馬鈴薯糊。

4、依個人口味加入白糖進行翻炒。

5、盛盤即可食用。

二、豆腐蛋餃

主料：雞蛋 400 克、豆腐 200 克、青豆 50 克。

輔料：澱粉（豌豆）10 克、小麥麵粉 10 克、椒鹽 20 克、番茄醬 30 克、植物油 50 克。

製作：

1、將豆腐洗淨後，用刀縱向切成兩片。

2、鍋中放油，待油熱後放入切好的豆腐，炸成金黃色後撈出。

3、把炸好的豆腐放入溫水中浸透。

4、撈出瀝乾，把豆腐切成三角塊，每塊劃開切口，使豆腐呈顯三角袋狀，撒上乾澱粉。

5、將雞蛋打散攪拌均勻，倒入切成三角塊的豆腐中。

6、將青豆洗淨放入清水中浸泡。

7、每個豆腐塊中放入少許青豆，用麵粉封口。

8、鍋中再放入油，待油熱後將封口的豆腐袋放入油鍋中炸好。

9、炸好撈出，切成三角塊，依個人口味加入番茄醬及花椒鹽。

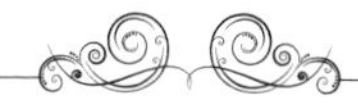

三、青豆風情皮薩

主料：麵粉 400 克、乳酪 330 克、酵母 12 克、雞蛋黃 20 克、番茄 25 克、青椒 15 克、香腸 50 克、青豆 15 克。

輔料：鹽 12 克、白砂糖 20 克、橄欖油 35 克。

製作：

1、將青豆洗淨放入清水中浸泡 1 小時。

2、香腸切成片狀，將番茄和青椒洗淨後切成丁。

3、餅皮放入抹油的烤盤中，烤箱預熱 210 度，放入餅皮。

4、將餅皮均勻撒上乳酪，鋪上番茄、青椒、香腸、和青豆仁。

5、當乳酪表面呈現出金黃色後即可。

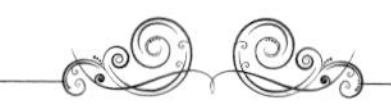

四、冰糖五色粥

主料：粳米 100 克、玉米（鮮）50 克、香菇（鮮）25 克、胡蘿蔔 25 克、青豆 25 克。

輔料：鹽 12 克、白砂糖 20 克、橄欖油 35 克。

製作：

1、粳米洗淨後用冷水浸泡半小時。
2、青豆洗淨後用冷水浸泡半小時。
3、香菇、胡蘿蔔切丁。
4、青豆、香菇丁、胡蘿蔔丁用熱水燙透瀝乾備用。
5、在鍋中加入適量冷水，將粳米放入，武火煮沸。
6、煮沸後改用小火。
7、粥稠後加入玉米粒、香菇丁、胡蘿蔔丁及青豆。
8、攪拌均勻後加入冰糖，燜煮半刻即可。

健康叮嚀

所謂「脆綠青豆」，指的是超市中尋常可見的那種即食青豆，但專家卻向消費者提醒——越綠越得留神。檢驗方法是：將「脆綠青豆」放進盛滿開水的玻璃杯中，待10分鐘後用筷子攪動，看看原本無色的水是否會泛出綠色。但凡能使水泛綠的，便是採用人工染綠「喬裝打扮」的。

食遍天下

青豆原產於中國，歷史悠久，後逐步傳播出去，廣受歡迎。

腎豆

桂東三寶之一

腎豆，因其全身佈滿紅色的經絡花紋酷似人體的腎臟而得名，又有別名稱為花豆。民間多傳，常吃腎豆可以滋陰壯陽、強身健體，因為又稱為壯陽豆。腎豆的味道很鮮美，口感嫩滑，富含多種蛋白質及維生素。

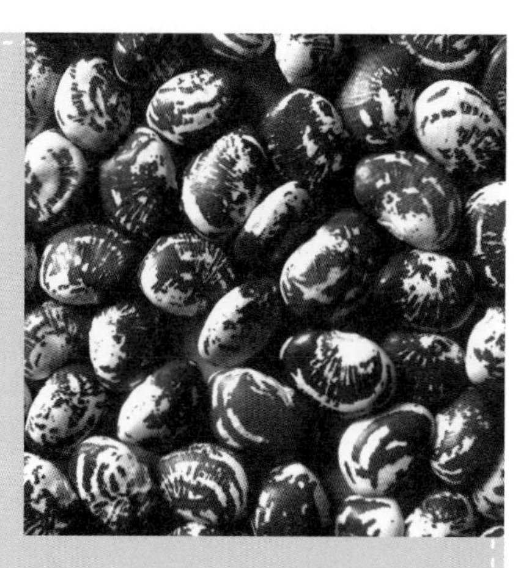

健康密碼

腎豆有較高的營養價值，含有豐富的澱粉、蛋白質、維生素B、礦物質及鈣等人體所需的物質，可以健脾壯腎、增強食欲、抗風濕，對肥胖症、高血壓、冠心病、糖尿病、動脈硬化及腎虛等有食療作用。最為神奇的是腎豆能把各種肉類中的脂肪降低，實為神奇的煲湯佳品，在廣東及東南亞地區深受人們的歡迎。

點食成金

一、皇帝豆龍骨湯

主料：腎豆 200 克、龍骨 300 克。

輔料：薑片 5 克、蔥白 5 克、白酒 2 升、鹽 4 克。

製作：

1、腎豆洗淨後浸泡水中備用。

2、蔥白切段備用。

3、龍骨洗淨後去血水用刀切段備用。

4、鍋中加入清水，放入洗淨的龍骨，煮沸後將腎豆、薑片、放入鍋中煲熟。

5、依個人口味加入鹽、蔥白、和白酒即可。

功能：利尿化濕、健脾暖胃。

二、腎豆燉排骨

主料：豬排骨300克、腎豆30克、枸杞。

輔料：鹽3克、味精2克、薑10克、大蔥15克、黃酒適量。

製作：

1、將腎豆洗淨後放入冷水中浸泡備用。

2、將豬排骨洗淨後用刀切段。

3、鍋中加入清水，將豬排骨放入鍋中煮至骨頭發白後加入泡軟的腎豆。

4、煮至腎豆熟爛後加入枸杞，並依個人口味加入薑片、蔥花、鹽及味精，燜煮片刻即可食用。

功能：健脾壯腎。

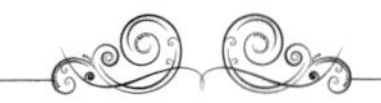

三、腎豆雞煲

主料：腎豆適量、桂東三黃雞一隻。

輔料：香菇、胡蘿蔔、玉米、生薑。

製作：

1、腎豆洗淨後用溫水浸泡3小時，皮軟後去皮備用。

2、香菇放入溫水中浸泡10-15分鐘。

3、胡蘿蔔切成厚片，將玉米切成小段備用。

4、在煲中放入適量清水，放入雞塊及生薑，大火煮至起鍋。

5、燒開後去除雞湯內的沫子，加入腎豆及胡蘿蔔塊、玉米段。

6、待起鍋後將火調小，放入香菇煲約30分鐘。

7、依個人口味放鹽調味即可。

功能：滋陰補腎。

健康叮嚀

腎豆是桂東三寶之一，廣東一帶的居民都認為用腎豆煲湯可以達到提神補腦的作用。最為神奇的是腎豆能把各種肉類中的脂肪降低，實為神奇的煲湯佳品，在廣東及東南亞地區深受人們的歡迎。

食遍天下

腎豆又稱為相思豆。相傳，牛郎織女在桂東被王母娘娘拆散，織女的眼淚化作白馬山的泉眼，稱為相思泉。相思泉旁生長了一種豆科植物變成相思豆，這種相思豆不僅大且有花紋，所以又被稱為花豆，即腎豆。後來，詩人王維聽說牛郎與織女的故事後十分感動，但他卻不知桂東的花豆才是真正的相思豆，只知道相思豆生長在南方，於是寫下流傳千古的詩句：「紅豆生南國，春來發幾枝，願君多採擷，此物最相思。」

甜豆

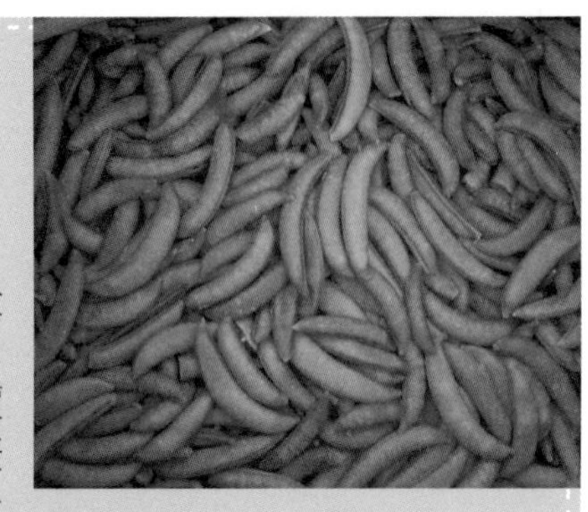

理想的瘦身食材

甜豆又稱為甜荷蘭豆，食用部分是其嫩莢，顏色青綠、豆仁粒大、味甜爽脆、營養價值豐富。特別是含有比大豆蛋白更容易消化的蛋白質，熱量比其他豆類植物都要低，是美容瘦身的理想食材。

健康密碼

甜豆含有豐富的碳水化合物、蛋白質、脂肪、胡蘿蔔素及氨基酸。食療作用非常明顯：可以益脾和胃、生津止渴、和中下氣、除呃逆、止瀉痢、通利小便。經常食用，對脾胃虛弱、小腹脹滿、嘔吐瀉痢、產後乳汁不下、煩熱口渴均有療效。對增強人體新陳代謝功能有十分重要的作用，富含鈣、維生素 A、胡蘿蔔素、鉀以及人體需要的各種氨基酸。相比四季豆，它還具有延緩衰老、美容保健等功能，在國內外市場上十分暢銷。

點食成金

一、甜豆炒臘腸

主料：甜豆、臘腸。

輔料：鹽、白糖、沙拉油。

製作：

1、甜豆洗淨後去除其兩端的筋。

2、臘腸洗淨後斜切成片狀備用。

3、鍋中倒入沙拉油，待油溫熱後放入臘腸翻炒，待肥肉部分呈現透明色後即可撈出來。

4、鍋中繼續放入甜豆爆炒。

5、再次放入臘腸，依個人口味加入鹽和糖調味即可食用。

二、蠔油甜豆牛肉

主料：牛里脊200、甜豆250克。

輔料：生抽、乾澱粉、料酒、耗油、蔥、鹽、油。

製作：

1、將甜豆洗淨後摘取筋，放入沸水中煮開斷生。
2、撈出放入冷水中浸泡，撈出備用。
3、將牛里脊切片，將生抽、乾澱粉與料酒攪拌均勻後放入切換成片的牛里脊，醃制大約10分鐘。
4、鍋中倒入油，待油溫熱後放入拌好的牛肉片。
5、待牛肉片八成熟之後放入甜豆。
6、按個人口味加入適量鹽和耗油，即可。

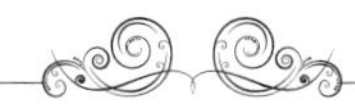

三、玉米甜豆

主料：玉米粒、甜豆粒、火腿腸各適量。

輔料：鹽、味精、料酒、沙拉油各適量。

製作：

1、將玉米粒和甜豆粒洗淨後放入沸水中煮熟，撈出後瀝乾備用。
2、將火腿腸切成小丁備用。
3、鍋中倒入少許油，待油溫熱後倒入玉米粒和甜豆粒翻炒。
4、倒入料酒後，放入火腿腸。
5、依個人口味加入鹽和雞精，翻炒後即可出鍋。

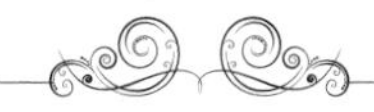

四、番茄甜豆牛肉

主料：牛肉80克、番茄150克、甜豆50克。

輔料：白酒10克、醬油8克、澱粉8克、香油3克、白砂糖5克、植物油20克、大蔥5克、大蒜5克。

製作：

1、將牛肉洗淨後切片，混入調好的調味料中。調味料是用白酒、醬油、澱粉各5克攪拌而成。
2、將番茄洗淨後切塊備用。
3、在鍋中倒入油燒熱，放入蔥花和薑片進行煸香。
4、放入牛肉片翻炒至變色，裝盤。

5、倒入剩餘的油，將番茄和甜豆翻炒後再倒入牛肉，依個人口味加入白酒、糖、醬油、澱粉、水，翻炒即可食用。

健康叮嚀

1、選購甜豆請注意，豆莢須鮮嫩不萎縮，沒有斑點為佳，豆粒飽滿者，味甜為佳。
2、一般人群均適用，但腹脹者應少吃。食用前需要煮熟，因為其有毒性。
3、甜豆會減少精子數，想生育的男人忌用。

食遍天下

甜豆又叫甜荷蘭豆，原產歐洲南部及地中海沿岸地區，其營養價值很高，屬於高檔細菜。歐美國家普遍種植甜豆，此外，中國的廣東、廣西、四川和雲南等南方省市也廣泛種植。

瓠瓜

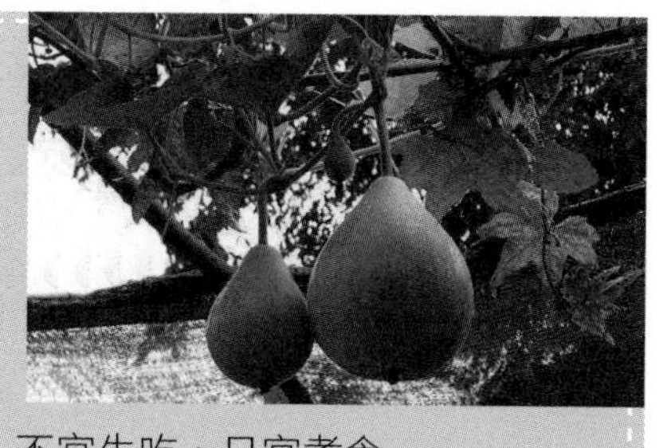

品質柔嫩，適於煮食

瓠瓜又稱為瓠子、夜開花、葫蘆、葫蘆瓜，與葫蘆瓜同宗，但果味清淡，品質柔嫩，不宜生吃，只宜煮食。

健康密碼

瓠瓜性平、味甘淡，具有利水消腫，止渴除煩，通淋散結的功效。主治水腫腹水，煩熱口渴，瘡毒，黃疸，淋病，癰腫等病症。瓠瓜對機體的生長發育和維持機體的生理功能均有一定的作用，但與其他蔬菜相比，其營養價值較低。不過它含有一種干擾素的誘生劑，可刺激機體產生干擾素，提高機體的免疫能力，發揮抗病毒和腫瘤和作用。

點食成金

一、干貝瓠瓜瘦肉湯

主料：瓠瓜 960 克、瘦豬肉 480 克、干貝 20 克。
輔料：薑 5 克、鹽 4 克。
製作：
1、將干貝洗淨後浸泡 1 小時。
2、瓠瓜洗淨後用刀連皮切片。
3、將瘦豬肉放入熱水中煮沸 5 ～ 6 分鐘，撈起洗淨。
4、鍋中放入適量清水，將切好的瓠瓜、瘦豬肉、干貝及放入鍋內，用文火煲 3 小時。
5、3 小時後依個人口味放入鹽即可。

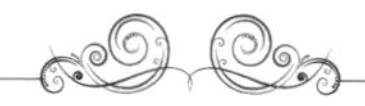

二、辣炒瓠瓜絲

主料：瓠瓜 600 克、青椒 25 克、紅辣椒 20 克。
輔料：花生油 25 克、香油 5 克、鹽 5 克、料酒 5 克、味精 2 克、大蔥 10 克、薑 10 克。

製作：

1、將瓠瓜洗淨後去皮去囊，用刀切成絲狀。
2、將紅辣椒、青椒洗淨後切成絲。
3、鍋中放油，待油溫熱後放入蔥花和薑片煸香。
4、倒入洗淨切好的紅辣椒，煸出紅油後加入料酒。
5、將青椒絲和瓠瓜絲倒入鍋中，依個人口味加鹽、味精、麻油調味即可。

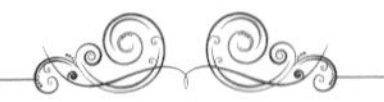

三、冠頂瓠瓜

主料：瓠瓜 750 克、鮮香菇 75 克、冬筍 75 克、鮮蘑菇 75 克、青豆 50 克。

輔料：番茄醬 30 克、鹽 3 克、白砂糖 10 克、味精 1 克、醬油 20 克、料酒 5 克、薑 5 克、澱粉 5 克、沙拉油 75 克。

製作：

1、將筍放入鍋中加水煮熟後撈出切成丁。
2、將蘑菇切成丁備用。
3、鍋中到如沙拉油，待油熱後，放入青豆、蘑菇及筍翻炒。
4、依個人口味加入醬油、味精、和料酒。
5、澱粉加水備用。
6、將瓠瓜去皮取囊後洗淨，切成 4 公分長的段狀，挖心為瓠瓜環。
7、鍋中放油燒熱後放入瓠瓜，當外皮收縮時即可撈出。
8、放入餡，再把香菇蓋在瓠瓜上按牢，碼在盤內。放入蒸籠中蒸煮 20 分鐘。
9、鍋中放油，待油熱後放入薑片及蔥花煸香，倒入番茄醬，依個人口味加入精鹽、味精、白糖及清水。
10 用水澱粉勾芡，澆在瓠瓜香菇上面即成。

健康叮嚀

1、瓠瓜不宜生吃，需要熟吃，且多在夏季食用。
2、有苦味的瓠瓜忌用，以免中毒。

食遍天下

元代王禎《農書》說：「匏之為用甚廣，大者可煮作素羹，可和肉煮作葷羹，可蜜前煎作果，可削條作乾……」又說：「瓠之為物也，累然而生，食之無窮，烹飪鹹宜，最為佳蔬。」可見古人是把瓠瓜作為瓜果菜蔬食用的，而且吃法多種多樣，既可燒湯，又可做菜，既能醃制，也能乾曬。與其他瓜果不同的是，不論瓠瓜還是它的葉子，都要在嫩時食用，否則成熟後便失去了食用價值。

柿子椒

五彩繽紛，營養豐富

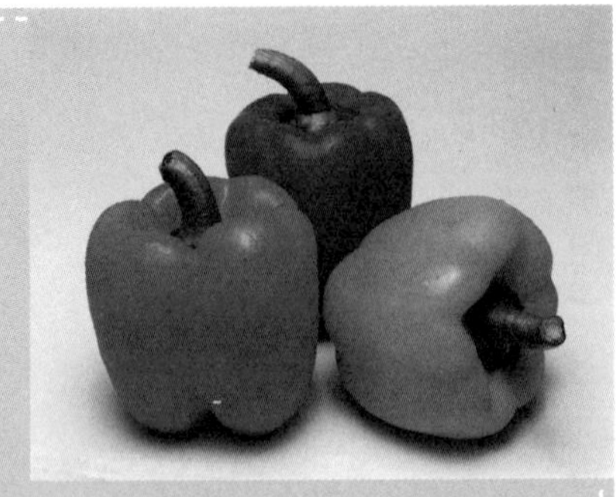

柿子椒與青椒外形相似，其實也是青椒的一種。但是柿子椒的顏色多種多樣，常見的有紅色、黃色、紫色等顏色，因此又被稱為彩椒。它不僅可以自成一道菜，還因為顏色鮮美，常用來做配菜。

健康密碼

柿子椒含有抗氧化的維生素和微量元素，能增強人的體力，緩解因工作、生活壓力造成的疲勞。主要作用有以下幾點：

1、解熱鎮痛。

辣椒辛溫，能夠透過發汗而降低體溫，並緩解肌肉疼痛，因此具有較強的解熱鎮痛作用。

2、預防癌種。

辣椒的有效成分辣椒素是一種抗氧化物質，它可阻止有關細胞的新陳代謝，從而終止細胞組織的癌變過程，降低癌症細胞的發生率。

3、增加食欲助消化。

辣椒強烈的香辣味能刺激唾液和胃液的分泌，增加食欲，促進腸道蠕動，幫助消化。

4、降脂減肥。

辣椒所含的辣椒素，能夠促進脂肪的新陳代謝，防止體內脂肪積存，有利於降脂減肥。

點食成金

一、拔絲紅玉

主料：胡蘿蔔500克、雞蛋50克、澱粉(玉米)100克、柿子椒10克、青椒10克。

輔料：沙拉油120克、白砂糖125克。

製作：

1、胡蘿蔔去皮洗淨後用刀切成塊狀。

2、將雞蛋打散，攪拌均勻。

3、在澱粉中加入適量的清水，攪拌均勻後將打散的雞蛋倒入其中，調成糊狀。

4、將胡蘿蔔塊放入調好的糊中，上均勻。

5、鍋中放油，開火燒制七成熟。

6、將裹上調料的胡蘿蔔塊放入鍋中炸開，帶顏色變成金黃色後撈出，控油。

7、另一鍋中放入油，開火放入適量白糖和清水，慢火熬糖漿。

8、熬好的漿放入胡蘿蔔塊，放入盤內點綴上柿子椒絲及青椒絲即可。

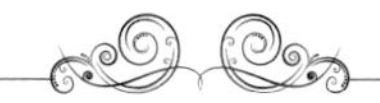

二、羊肉炒餅

主料：油餅 200 克、瘦羊肉 75 克、青椒 40 克、柿子椒 40 克。

輔料：料酒 8 克、薑汁 5 克、蔥汁 5 克、五香粉 1 克、鹽 3 克、植物油 10 克。

製作：

1、柿子椒，青椒洗淨後切成絲備用。

2、羊肉洗淨後切成絲。

3、油餅切成細條狀。

4、鍋中放入植物油，待油溫熱後放入羊肉絲，炒至微熟。

5、放入切好的柿子椒絲及青椒絲，與羊肉一起翻炒。

6、放入切好的餅條，一起翻炒。

7、依個人口味加入料酒、蔥花、薑汁、五香粉、胡椒粉、鹽、料酒即可。

健康叮嚀

1、食用過多辣椒素會劇烈刺激胃腸黏膜，引起胃痛、腹瀉並使肛門燒灼刺疼，誘發胃腸疾病，促使痔瘡出血。

2、辣椒是大辛大熱之品，患有火熱病症或陰虛火旺、高血壓病、肺結核病的人應慎食。

3、以下患者應少吃辣椒：眼疾患者、食管炎、胃腸炎、痔瘡患者。

食遍天下

柿子椒在生物學上屬於雜交植物，並不是轉基因食品，因此可以放心食用。

西葫蘆

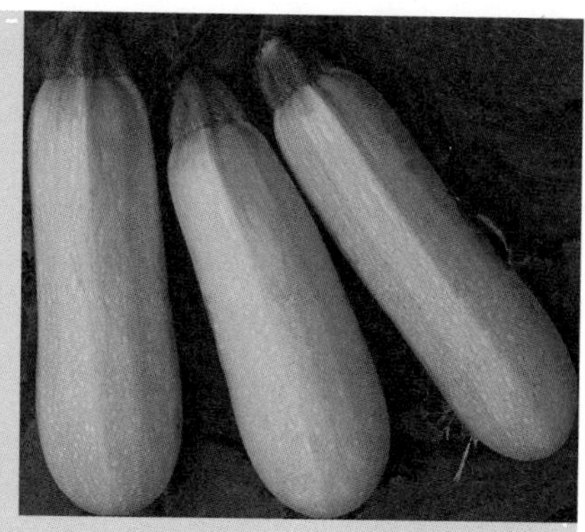

天然補水專家

西葫蘆又稱為攪瓜、白南瓜、角瓜。西葫蘆呈圓筒形，表皮較為平滑，皮薄肉厚、汁多味美，是一種多用途的蔬菜。西葫蘆含有豐富的水分，是潤澤肌膚的好幫手，深得年輕一代人的心。

健康密碼

西葫蘆含有較多的維生素C、葡萄糖、蛋白質、脂肪、纖維素、胡蘿蔔素、維生素及糖類，其中，鈣含量最高。西葫蘆具有清熱利尿、除煩止渴、潤肺止咳、消腫散結的功效；可用於輔助治療水腫腹脹、煩渴、瘡毒以及腎炎、肝硬化腹水等症。西葫蘆含有一種干擾素的誘生劑，可刺激機體產生干擾素，提高免疫力，發揮抗病毒和腫瘤的作用。此外，西葫蘆富含水分，有潤澤肌膚的作用。

點食成金

一、火腿蝦粒扒豆腐

主料：蝦仁 150 克、火腿 50 克、豆腐 100 克、西葫蘆 50 克。
輔料：鹽 3 克、白砂糖 3 克、澱粉 5 克、胡椒粉 2 克。
製作：

1、將蝦仔用清水洗淨後瀝乾切成粒狀備用。
2、鍋中放油，待油熱後放入蝦仔炒熟。
3、火腿切成粒狀備用。
4、豆腐洗淨後，均勻撒上少許細鹽，排入碟中。
5、豆腐切成厚塊，蒸煮約 4 ～ 5 分鐘。
6、西葫蘆去皮去囊，洗淨後切成粒狀。
7、鍋中放油，油熱放入蝦仔、火腿、西葫蘆同煮。
8、炒好後鋪在豆腐上即可。

二、西葫蘆炒蝦皮

主料：西葫蘆 250 克、蝦皮 30 克、枸杞子 30 克。

輔料：澱粉 5 克、鹽 3 克、白砂糖 2 克、雞精 1 克。

製作：

1、枸杞洗淨後用清水浸泡 10 ~ 15 分鐘。

2、西葫蘆去皮去囊後洗淨切片備用。

3、鍋中倒入油，待油熱後放入切好的西葫蘆片，進行翻炒後放入蝦皮。

4、依個人口味加入鹽、糖、枸杞，翻炒後燜煮一會兒。

5、澱粉加水和勻。

6、將澱粉倒至鍋中翻炒，放入雞精即可。

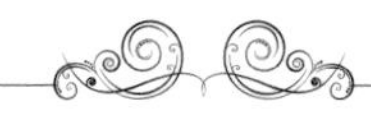

三、油燜西葫蘆

主料：西葫蘆 500 克。

輔料：大蔥 15 克、大蒜 15 克、花生油 40 克、鹽 6 克、味精 2 克、澱粉 5 克、料酒 5 克、香油 5 克。

製作：

1、將西葫蘆去皮去囊後洗淨切條備用。

2、鍋中放入花生油，開火燒熱後放入切好的西葫蘆條，過油兩分鐘後撈出。

3、鍋中油加熱，加入蒜末和蔥末，倒入料酒、清湯、鹽。

4、倒入西葫蘆，蓋鍋蓋燜煮 2 分鐘後，依個人口味加入味精、和水的澱粉，淋上香油即可食用。

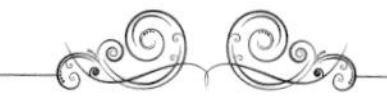

四、西葫蘆炒肉片

主料：西葫蘆 500 克、豬肉 100 克、雞蛋清 15 克。

輔料：鹽 3 克、醬油 15 克、大蔥 10 克、薑 10 克、澱粉(玉米)25 克、香油 5 克、花生油 40 克。

製作：

1、西葫蘆去皮去囊後洗淨，切成細片備用。

2、將豬肉切成薄片備用。

3、鹽 1 克，蛋清、加水澱粉混合均勻。

4、豬肉片放入混合均勻的鹽、蛋清和澱粉中，拌勻。

5、鍋中放油，燒制五成熟是，放入西葫蘆炸熟約 5 分鐘後撈出瀝油。

6、放入肉片，撈出瀝油。

7、鍋中剩餘的油加熱至七成熱放入蔥花和薑片。

8、再倒入肉片，加入料酒、醬油、清湯和西葫蘆片一起翻炒。

9、依個人口味加入鹽、味精拌勻，用水澱粉勾芡，淋入香油，裝盤即可。

健康叮嚀

脾胃虛寒者慎用。

食遍天下

西葫蘆原產非洲南部，中國各地均有栽培，嫩果可供食用，老後不能食用。果實的形狀因種類而異，具體說又分為瓠子、葫蘆、匏瓜(瓢葫蘆)和扁葫蘆幾種。

北瓜

潤肺止喘的好幫手

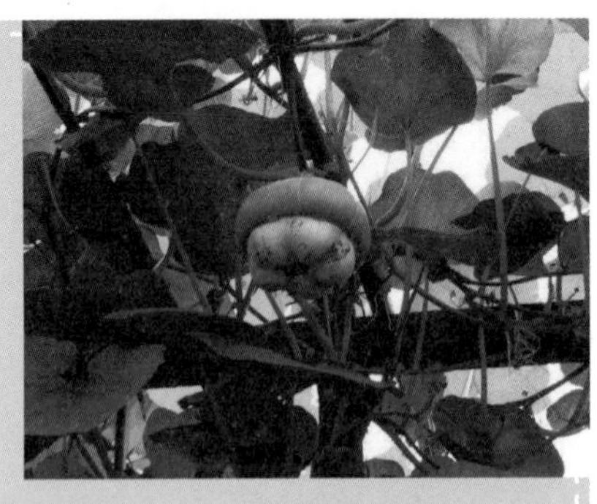

在生活中，經常可見西瓜、南瓜、冬瓜，這些食物在日常生活中占據著異常重要的作用。但是細心的朋友一定在心裡有這樣的疑問，有了東、西、南各瓜，為什麼卻獨獨沒有北瓜呢？到底有沒有北瓜呢？猜得不錯。確實是有北瓜。北瓜的產量較低，一般人都不太認識它。北瓜的外形比南瓜小，因此又名桃南瓜。外皮呈現紅黃色，內瓤是的黃色的，略有清香，無毒。味道沒有西瓜香甜，沒有冬瓜的清淡、也沒有南瓜的高產量。

健康密碼

北瓜中含有豐富的維生素B、維生素C、蛋白質、澱粉、胡蘿蔔素及人體所需的鈣、磷等成分。因其無毒，味甘，且有清肺止喘的作用，民間多用其治療哮喘。

點食成金

一、北瓜粥

主料：北瓜一顆，粳米約100克。

輔料：清水。

製作：

1、將北瓜洗淨後切成細條狀。

2、將粳米洗淨，放入盛好適量清水的鍋中。

3、待鍋中粳米熬成粥狀時加入北瓜絲燜煮10分鐘，悶鍋續煮既成。

二、蒸北瓜

主料：北瓜一顆。

輔料：清水。

製作：

1、將北瓜洗淨，無須去皮。

2、洗淨後的北瓜切成塊狀，放入鍋裡蒸煮。

3、20 分鐘後即可撈出食用。

4、也可依個人口味灑上白糖。

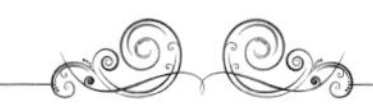

三、北瓜炒肉絲

主料：北瓜一顆、豬肉適量。

輔料：蔥花、薑片、鹽、味精、料酒、沙拉油各適量。

製作：

1、將北瓜洗淨後切成細條以備用。

2、將豬肉用水過濾去血水，切成細絲狀備用。

3、鍋中放入沙拉油，待油七成熟時放入蔥花及薑片煸香。

4、切好的肉絲放入鍋中翻炒，加入料酒，待肉變色炒熟後加入鹽調味。

5、將切好的北瓜條倒入鍋裡，與肉絲同炒。

6、依個人口味加入鹽、味精。

7、盛盤即可食用。

健康叮嚀

整個夏天都可以買到，不需去皮，只要簡單地去頭去尾再切片就能生吃，或蒸熟、烤熟食用，還可切成薄片沾麵糊油炸，或加在湯中、煨菜。北瓜和西葫蘆一樣，花朵也可以沾麵糊油炸來吃。

食遍天下

北瓜起源於南美洲的玻利維亞、智利及阿根廷等國，已播種到世界各地，中國的北瓜可能由印度引入。它是西葫蘆的變種，在還來不及長成巨形蔬菜前就應該採摘下來。

金瓜

上等菜肴，植物海蜇

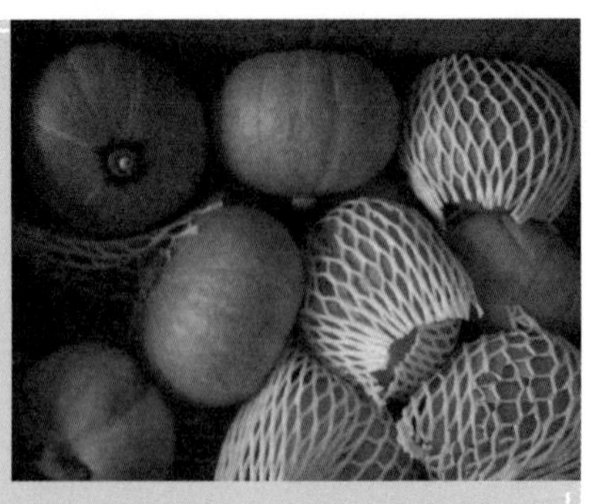

金瓜外皮呈現金黃色，果肉經過加工後可以分離為細絲。口感爽脆、清香怡人，因其色香味俱全，在飯店、賓館裡是廣受歡飲的上等菜肴，被譽為「植物海蜇」。金瓜在台灣、福建、浙南等地所代表的是南瓜，金瓜則是俗稱。

健康密碼

金瓜不僅味道鮮美，並且具有很多人體所必備的維生素，營養十分豐富。金瓜裡含有易被人體吸收的磷、鐵、鈣等多種營養成分，又有補中益氣、消炎止痛、解毒殺蟲的作用，特別是含有其他瓜菜所沒有的葫蘆巴城，具有抗癌、防癌的作用。除此之外，對老年人高血壓、冠心病、肥胖症等，亦有較好的療效。常食金瓜可以提高人體的免疫力，補氣養身，促進新陳代謝並延緩衰老。

點食成金

一、油炸金瓜條

主料：嫩金瓜、雞蛋、麵粉、生粉各適量。

輔料：鹽、味精、胡椒粉、椒鹽、沙拉油各適量。

製作：

1、金瓜去皮去籽後洗淨，用刀切成 0.8 公分的細條備用。

2、將鹽、味精、胡椒粉調製，將切絲的金瓜條放入進行醃制後撒上麵粉。

3、鍋中放如沙拉油，開火，待油有七分熱之時放入細金瓜條進行油炸。炸熟後撈出。

4、待油溫再次升高後，再放入金瓜條，炸熟變成金黃色後撈出，依個人口味加入撒上椒鹽即可。

二、金黃雙瓜

主料：熟金瓜、佛手瓜各一個。

輔料：蔥花、味精、鹽、胡椒粉、沙拉油各適量。

製作：

1、金瓜去皮去籽後洗淨用刀均勻切開。
2、佛手瓜去皮去籽後洗淨用刀均勻切開。
3、金瓜放入蒸鍋蒸煮 8 ~ 10 分鐘，待用筷子輕輕插入即可撈出。
4、撈出的金瓜放入冷水中浸泡漂洗後瀝乾。
5、將佛手瓜切成均勻的細絲。
6、將精鹽、胡椒粉、味精調製，佛手瓜放入醃製。
7、鍋中放油，待油煮熱後關火，倒入佛手瓜及金瓜攪拌均勻。
8、依個人口味放入鹽、味精、蔥即可。

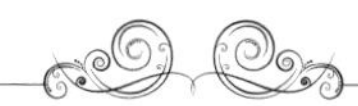

三、涼拌金瓜

主料：金瓜、黃瓜各一根。

輔料：蒜末 10 克、薑末 3 克、白糖 5 克、香醋 30 克、麻油 10 克、味精 2 克、精鹽 3 克。

製作：

1、將金瓜去皮去籽後洗淨切成兩半，放入冰箱冰凍。
2、半天後取出，食用前需要提前解凍。
3、用筷子將解凍後的金瓜攪出瓜絲。
4、將金瓜絲用涼白開沖洗後瀝水。
5、切黃瓜洗淨後切成絲狀備用。
6、將金瓜絲和黃瓜絲攪拌在一起，依個人口味加入蒜末、薑片、醋、糖、味精即可。

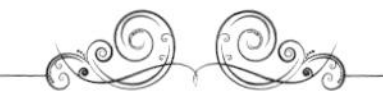

四、金瓜排骨盅

主料：金瓜、排骨各 500 克。

輔料：紅棗 8 顆、當歸、枸杞、玉竹、扁豆、山藥、百合、蓮子、蓮米、薏仁各適量。

製作：

1、將輔料中的材料洗淨後備用。

2、砂鍋中放入清水，倒入洗淨的輔料，開小火煲。
3、排骨用刀塊剁成小塊，用水洗淨去血水瀝乾。
4、排骨放入砂鍋中，倒入料酒，大火燜煮。
5、煮開後改用小火燜煮。
6、將金瓜洗淨，在距離頂部三分之一的地方切開，挖去瓜囊。
7、將排骨煮至九成熟後放入瓜盅中，放蒸鍋蒸煮 10 分鐘即可。

健康叮嚀

金瓜一般人可食，但是氣脹者慎用。

食遍天下

金瓜原產於南美洲的熱帶地區，在中國的種植區域主要集中在上海崇明市一帶，屬於崇明的傳統特產蔬菜，且已具有百年以上的種植歷史。

竹笙

四珍之首，真菌之花

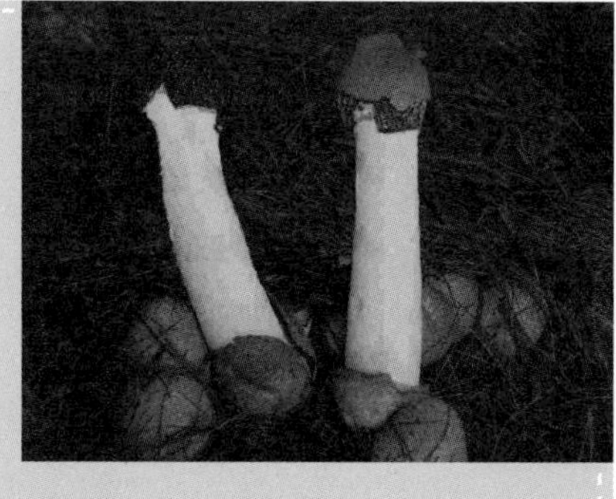

竹笙名列四珍之首，形狀酷似網狀的乾白蛇皮，有綠色的菌帽，菌柄呈現雪白色，菌托則為粉紅色的蛋形，整個形狀酷似一個穿著紗裙的姑娘，被稱為真菌之花。

健康密碼

竹笙的額食療作用很顯著，可以補氣養陰，潤肺止咳，清熱利濕；主治肺虛熱咳、喉炎、痢疾、白帶、高血壓、高血脂等病症。其含有多種氨基酸、維生素、無機鹽等，具有滋補強壯、益氣補腦、寧神健體的功效。竹笙能夠保護肝臟，減少腹壁脂肪的積存，有「刮油」的作用，從而產生降血壓、降血脂和減肥的效果。

點食成金

一、竹笙北菇老雞湯

主料：乾竹笙 20 克、母雞 650 克、香菇（乾）40 克、棗 20 克。
輔料：薑 3 克、鹽 3 克。
製作：
1、將香菇洗淨放入溫水中浸泡半小時。
2、半小時後將香菇撈出，去根，切成小塊。
3、竹笙洗淨後放入溫水中浸泡。
4、老母雞去毛去內臟洗淨後切成小塊備用。
5、鍋中放入清水，放入薑片、切好的香菇及老母雞。
6、用武火燜煮，煮熟後依個人口味放入鹽調味即可。

這道湯可以降脂強身、健脾開胃、增進食欲、養身養顏，尤其適用於食欲不振者。但感冒咳嗽的患者不宜食用。

二、竹笙栗子飯

主料：米 250 克、竹笙 100 克、栗子 80 克、油菜 15 克。
輔料：植物油 15 克、竹笙 5 克、香油 1 克、白砂糖 10 克。
製作：

1、竹笙洗淨後去蒂切塊備用。
2、將栗子清洗乾淨。
3、鍋中倒入清水，倒入栗子，開火煮沸。
4、栗子煮好後剝去外殼，只剩栗子的果肉備用。
5、將鍋中放入油，待燒熱之後，倒入清水，並將竹笙、栗子、適量白糖一起加入。
6、煮沸後用小火燜煮 3 分鐘。
7、將油菜洗淨後放入鍋中。
8、澱粉加水稀釋，放入鍋中，淋上香油。
9、與白米同上蒸鍋蒸熟即可。

此飯具有豐富的蛋白質、澱粉、碳水化合物及鈣、鐵、磷等有效物質，可以降壓去脂。適合老年人食用，對高血壓、冠心病動脈硬化的患者來說可多食。

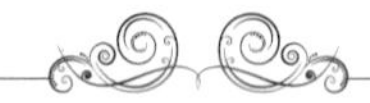

三、燉三參

主料：西洋參 40 克、海參 100 克、竹笙 100 克。
輔料：香油 10 克、鹽 3 克。
製作：

1、將竹笙洗淨後放入溫水中浸泡 1 小時。
2、待其膨脹後撈出，切成兩段洗淨備用。
3、將西洋參洗淨放入水中浸泡。
4、將海參由腹部切開，去除雜質後洗淨。
5、將切好的海參放入沸水中過濾後撈起。
6、將西洋參放入燉盅中，加入適量清水，放入電鍋。
7、鍋內注水，跳開後加入海參和竹笙同煮。
8、依個人口味加入香油和鹽即可食用。

這道菜肥胖症患者、失眠、腦力勞動者、「三高」人群可多食。

健康叮嚀

1、食用竹笙之前，應用鹽水浸泡，脾胃虛寒者慎食。
2、挑選竹笙應注意：淺黃為佳，味香為佳，肉厚為佳，柔軟為佳，菌朵完整為佳。

食遍天下

竹笙是一種食用菌，主要自然繁殖與中國的四川、雲南、貴州等地。它可供食用的部分是其菌裙和菌柄，是高級的素食材料。雲南苗族人患癌症的幾率較低，這恐怕與他們經常用竹笙與糯米一同泡水食用有關。現代醫學研究也證明，竹笙中含有能抑制腫瘤的成分。

草菇

中國蘑菇，香味濃郁

草菇是世界上第三大栽培食用菌，營養豐富，味道鮮美。因為中國大量的出產草菇，所以草菇又稱為中國蘑菇。另外草菇又稱為稻草菇、麻姑、南華菇、蘭花菇等。

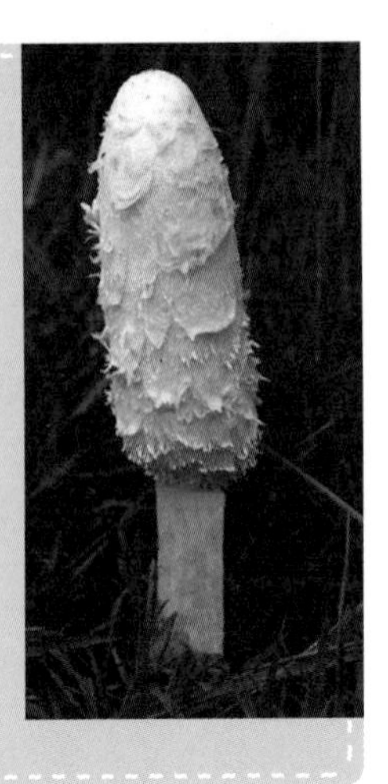

健康密碼

草菇含有豐富的維生素C、粗蛋白、脂肪、糖及磷、鉀、鈣等多重礦質元素，能促進人體新陳代謝，提高機體免疫力，增強抗病能力。草菇中的鉛、砷、苯進入人體和可以形成抗壞血元，具有解毒的作用；草菇中的粗蛋白含量高，此外還有一種異種蛋白物質，可以抑制癌細胞的生長；它更是糖尿病人的好食品，可以減緩體對碳水化合物的吸收。

點食成金

一、草菇蠔汁牛柳

主料：牛柳、草菇、木耳各適量。

輔料：香蔥、蠔油、水澱粉、鹽、糖、料酒、胡椒粉、醬油、雞蛋、薑片各適量。

製作：

1、草菇洗淨後放入清水中浸泡 5 ～ 10 分鐘後取出。

2、木耳洗淨後瀝乾。

3、牛肉洗淨切片備用。

4、將醬油、水、澱粉、料酒、鹽、雞蛋清攪拌均勻後倒入切好的牛肉，醃製 1 個小時為宜。

5、鍋中放油，燒熱，七成熟為宜。

6、倒入醃製好的牛肉，翻炒，變色後立即撈出。

7、利用鍋中底油放入蔥花及薑片煸香。
8、放入蒜片及耗油炒香。
9、放入切好的草菇，依個人口味放入鹽、糖、雞精等調味料進行翻炒。
10、放入炒過的牛肉，倒入少許醬油即可。

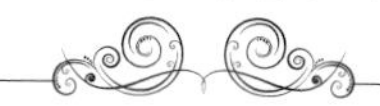

二、百菌鮮菇湯

主料：姬菇、雞腿菇、平菇、草菇各100克、香菜適量。
輔料：雞湯500克、鹽、味精、雞精各適量。
製作：
1、事先燉好雞湯以備用。
2、草菇洗淨後放入清水中浸泡5～10分鐘後取出。
3、平菇洗淨後切絲，瀝乾。
4、姬菇洗淨後切絲備用。
5、雞腿菇洗淨後切絲備用。
6、將這些菌菇放入雞湯內，倒入砂鍋中。
7、依個人口味加入鹽、味精、雞精進行調味。
8、半小時後起鍋，撒上香菜即可。

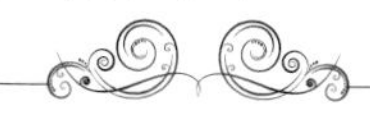

三、清炒苦瓜

主料：苦瓜250克、熟草菇10克、紅尖椒5克。
輔料：粵式豆豉15克、鮮蒜茸5克、小蔥白段10克、精鹽22克、味精5克、白糖2克、紹酒5克、上湯35克、香油5克、濕澱粉5克、熟雞油5克、花生油適量。
製作：
1、苦瓜洗淨後去心切成細絲，將其用精鹽醃制，溢出苦瓜的水分。
2、將鹽、味精、白糖、上湯、香油、水、澱粉均勻攪拌成汁狀。
3、將草菇洗淨後放入清水中浸泡5～10分鐘後取出，放入鍋中，加水、加鹽燒開後撈出用冷水過濾。接著放入容器內，加入鹽、味精、白糖、上湯、熟雞油、蔥及薑，在籠上用旺火蒸熟，時間約為20分鐘。去掉蔥和薑，熟草菇即成備用。
4、去除草菇後切成片狀備用。
5、將紅尖椒切成絲狀備用。

6、鍋中放入清水，開火加入苦瓜絲去苦味，用漏勺將水分除盡。

7、鍋中倒入油，燒熱，五成熟時倒入苦瓜絲，用漏勺將油份除盡。

8、鍋中放入豆豉、蒜蓉、草菇片、蔥段、尖椒絲煸香。

9、倒入紹酒後倒入苦瓜絲，將步驟 2 的碗汁倒入鍋中，淋上雞油即可。

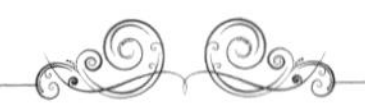

四、草菇絲瓜湯

主料：草菇 20 克、板豆腐 100 克、絲瓜 480 克。

輔料：薑 5 克、鹽 3 克、白砂糖 3 克、香油 4 克、胡椒粉 8 克、雞粉 2 克。

製作：

1、將草菇洗淨後放入清水中浸泡5 ~ 10分鐘後取出，瀝乾後切片。

2、將板豆腐洗淨切成薄片。

3、將絲瓜洗淨後切絲備用。

4、鍋中放油，溫熱燒熟後放入適量清水，倒入絲瓜，燒熟後撈起用冷水過濾瀝乾。

5、將豆腐倒入鍋中開水悶 3 分鐘後撈起瀝乾。

6、把草菇片放入鍋中悶 4 分鐘後撈起瀝乾。

7、鍋中放入薑片，加入清水煮開後，放下絲瓜、豆腐片、草菇片。

8、依個人口味加入鹽、味精、香油、胡椒粉、雞粉即可。

健康叮嚀

1、一般人群皆可食用，尤其適用於糖尿病人。

2、草菇食用前可短時間浸泡或用食用城水浸泡以清除農藥殘毒。

3、挑選草菇應注意：新鮮的要求形狀粗壯且均勻，菇傘未開或小開；乾製品要菇身乾燥、色澤淡黃、無黴變雜質。

食遍天下

草菇是一種熱帶亞熱帶的菌菇類，最早栽培於廣東韶關的南華寺中，後由華僑帶出在世界範圍內傳播。草菇肉質鮮脆，味道鮮美，香味濃郁，據說因其放一片香一鍋，令慈禧太后歡喜，常常作為禦膳進食。

猴頭菇

山珍猴頭，海味燕窩

猴頭菇因其菌傘表面長有毛絨狀的白色肉刺，遠遠望去像一隻金絲猴，於是被稱為「猴頭菇」。但是也有人覺得像刺蝟，所以又稱為「刺蝟菌」。

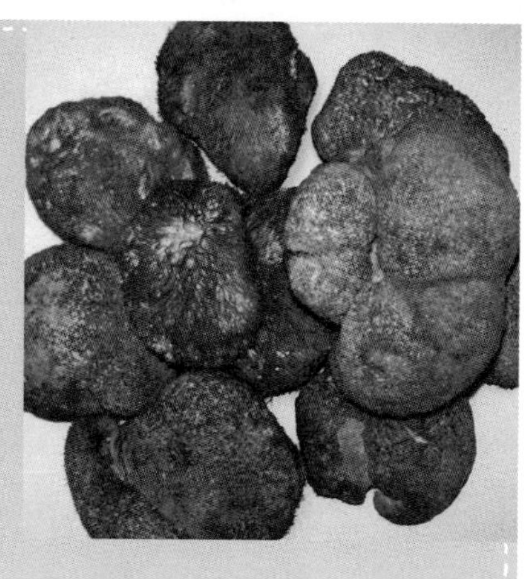

健康密碼

猴頭菇是一種高蛋白、低脂肪、富含礦物質和維生素的優良食品，它含不飽和脂肪酸，能降低血膽固醇和甘油三酯含量，調節血脂，利於血液循環，是心血管患者的理想食品。所含有的多糖體、多肽類及脂肪物質，能抑制癌細胞中遺傳物質的合成，從而可以預防和治療消化道癌症和其他惡性腫瘤。此外，猴頭菇中含有多種氨基酸和豐富的多糖體，能助消化，對胃炎、胃癌、食道癌、胃潰瘍、十二指腸潰瘍等消化道疾病的療效令人矚目。猴頭菇還具有提高肌體免疫力的功能，可延緩衰老。

點食成金

一、香鹵猴頭

主料：猴頭菇 100 克。

輔料：醬油 10 克、香油 25 克、八角 3 克、花生油 25 克、白砂糖 3 克、味精 1 克、桂皮 3 克。

製作：

1、猴頭菇放入溫水中浸泡至發脹後取出。
2、將猴頭菇的根部切除，用清水過濾，瀝乾。
3、砂鍋中放入花生油，開火。待油燒熱後放入八角、桂皮翻炒。
4、放入切好的猴頭菇，倒入醬油、白糖、鮮湯。
5、煮沸後改用小火悶 20 分鐘，改用旺火。

6、加入味精、鹵汁稠濃後淋上芝麻油即可。

二、猴頭菇燉雞

主料：雞 1500 克、猴頭菇 150 克、冬筍 25 克、油菜 25 克、金華火腿 15 克。

輔料：鹽 5 克、花椒 1 克、黃酒 15 克、味精 2 克、大蔥 10 克、薑 10 克、八角 3 克、茴香子 2 克、香菜 10 克、豬油 20 克。

製作：

1、猴頭菇放入溫水中浸泡至發脹後取出。
2、雞洗淨後斬去頭和爪字，切成塊狀備用。
3、猴頭菇洗淨後瀝乾，用手撕開。
4、冬筍洗淨後切成長片備用。
5、油菜洗淨後切成段狀備用。
6、火腿切片備用。
7、鍋中放油，油溫熱熟透後放入蔥花及薑片煸香。
8、放入雞塊煸燒半熟後，放入適量清水，加入花椒、料酒、八角、茴香、鹽、猴頭菇、冬筍、火腿。
9、燒開後將火調至微火燉爛，放入油菜。
10、挑出蔥、薑片、八角、茴香。
11、將猴頭菇、雞塊等撈在碗內。鍋內湯燒開，濾去浮沫，加味精後澆在碗裡，放上香菜即可。

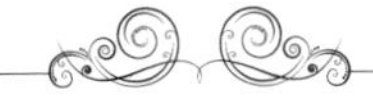

三、黃芪猴頭湯

主料：猴頭菇 150 克、雞肉 250 克、黃芪 30 克、油菜心 100 克。

輔料：料酒 15 克、大蔥 20 克、薑 15 克、鹽 5 克、味精 1 克、胡椒粉 1 克。

製作：

1、猴頭菇放入溫水中浸泡約 30 分鐘至發脹後取出。
2、取出後切除底部根部，洗淨切成大片。
3、黃芪洗淨切斜片備用。
4、雞肉切成均勻的長方形備用。
5、油菜心用清水洗淨後備用。
6、鍋中放油，待油熟透後放入蔥花、薑片、雞塊煸炒。

7、放入鹽、料酒，泡猴頭菇的水，黃芪、清湯後調製大火。
8、煮沸後改用小火燜煮 1 小時，放入猴頭菇片燜煮 1 小時。
9、撈出雞塊，再撈出猴頭菇片平鋪在幾塊上。
10、湯中放入油菜心、味精、胡椒粉燜煮片刻後淋在雞塊猴頭菇上即可。

健康叮嚀

1、一般人群皆可食用，特別適用於心血管病患者、消化系統疾病患者。
2、猴頭菇食用前需要經過洗、漲、漂、烹四步，直至煮爛後才可食用。
3、猴頭菇泡發方法：乾猴頭菇洗淨後放入冷水中浸泡，再加沸水入鍋燜煮。蒸好後放入容器裡，加入薑片、蔥花、料酒、高湯放入蒸籠蒸煮備用。
4、腐敗的猴頭菇不可食用，有毒。
5、選購猴頭菇應注意：新鮮的猴頭菇呈白色，乾制的成褐色和金黃色；形體完整為佳，茸毛齊全為佳，體大為佳。

食遍天下

說起猴頭菇，相信對於愛養身、愛美食的朋友來說一定不會陌生。它與熊掌、魚翅、海參同為四大名菜，有山珍猴頭，海味燕窩之說，可見其作為美食，有多麼受人推崇。

鹿角菜

雪域山珍，腸道衛士

鹿角菜是現存最為原始的植物之一，香脆滑美，營養豐富，功能獨特，能夠有效地改善人體的消化系統，對腸胃疾病有積極的食療作用。另外，它還有猴葵、赤菜、山花菜等別稱。

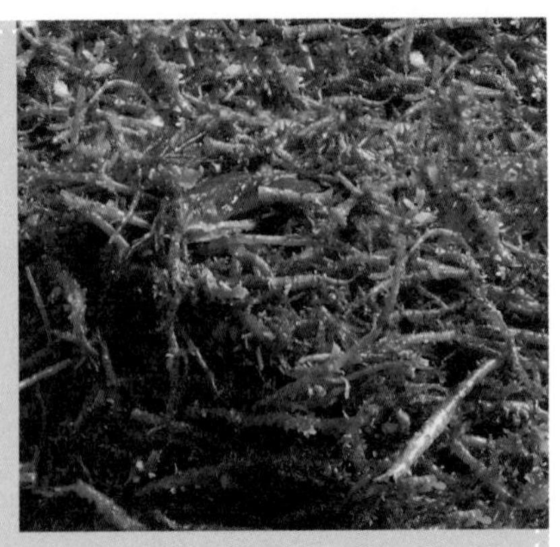

健康密碼

鹿角菜含有牛黃酸、多糖、碘、鉀、鈉、矽、磷、鐵、鈣、鎂等，是提供膳食纖維的最好來源，具有吸水性，刺激胃腸道蠕動，促進消耗腺分泌，幫助消化的功能。它還具有很強的離子交換能力和吸附作用，透過現代醫學的實驗證明，鹿角菜對防治直腸癌、高血壓、糖尿病、冠心病、貧血等疾病很有好處。

點食成金

一、花椒雞

主料：雞肉150克、鹿角菜110克。

輔料：大蔥20克、花椒2克、植物油50克、鹽1克、味精4克、醬油4克、香油2克、料酒10克、芡粉7克。

製作：

1、雞肉洗淨後切成均勻的薄片。

2、鹽、味精、醬油、麻油、酒和生粉拌勻後，把雞肉放入其中醃制。

3、鹿角菜摘取葉片後洗淨備用。

4、鍋中放油，待油熱熟後放入鹿角菜炸熟，撈出備用。

5、同以上四步，放入雞肉炸熟，撈出備用。

6、將花椒粉、蔥花放入鍋中煸香。

7、將雞肉和味精、醬油、麻油、酒倒入鍋中快速翻炒。

8、淋下生粉、清水勾芡，炒勻即可。

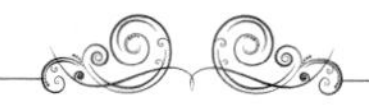

二、燉加吉魚

主料：鮮加吉魚 800 克、豬肉 100 克、鹿角菜 50 克、冬筍 75 克、雞蛋 100 克。

輔料：香菜段 50 克、麵粉 50 克、花生油 150 克、蔥 15 克、薑 15 克、紹酒 25 克、醬油 10 克、清湯 250 克、食醋 20 克、精鹽 5 克、味精 1 克、芝麻油 10 克。

製作：

1、加吉魚去頭，掛掉鱗片，去淨鰭、尾，取出內臟後洗淨，切成塊狀。

2、鹿角菜摘取葉片後洗淨備用。

3、豬肉切片備用。

4、冬筍洗淨後切片備用。

5、雞蛋打散在碗裡，攪拌均勻。

6、魚塊沾上麵粉和雞蛋液備用。

7、鍋中放入花生油，待油熱後放入裹好的魚塊，炸至八成熟撈出。

8、另起鍋，倒入花生油，燒熱後加入蔥花和薑片煸香。

9、放入肉片、冬筍、鹿角菜煸炒，加入紹酒。

10、加入醬油、清湯、食醋、鹽和味精燒開，撈起浮沫。

11、將魚塊投入鍋內，小火燉 10 分鐘，淋上芝麻油，隨即灑上香菜即可。

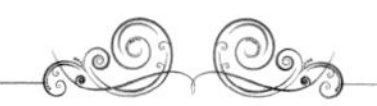

三、山東丸子

主料：豬肥瘦肉 350 克、鹿角菜 350 克、海米 25 克、雞蛋 50 克。

輔料：香油 50 克、蔥薑末各 10 克、料酒 15 克、米醋 15 克、鹽 7 克、味精 5 克、醬油 15 克、香菜段和末各 10 克、雞湯 500 克。

製作：

1、鹿角菜泡開去根洗淨備用。

2、海米泡軟剁成末備用。

3、鹿角菜切成末，香菜切成末。

4、豬肉剁成肉末放入盆內，加入鹽、味精、醬油調味。

5、加入鹿角菜末、香菜末、海米末和適量清水。

6、將雞蛋打散在盆裡，攪拌成餡。
7、揉成小丸子，放入盆中上屜蒸煮 15 分鐘取出。
8、炒勺放入雞湯，加入鹽、味精、醬油、米醋、料酒，湯開濾去浮沫。
9、淋上香油，將湯澆在丸子上，放上香菜即可。

健康叮嚀

1、一般人皆可食用，尤其是腸胃不暢，便祕患者。
2、男子不宜多食，損害腰腎經絡。

食遍天下

鹿角菜通常長在石崖間，酷似鹿角，因此得名。多生長於青海海拔 3000 米的森林地帶苔蘚叢中，另外中國甘肅、遼寧、山東也有分佈。

雞腿菇

菌種新秀，潛力無窮

雞腿菇因其外形酷似雞腿，且肉質肉味酷似雞絲而得名。它是最近幾年出品的新型珍惜菌品，被稱為「菌種新秀」。雞腿菇集合營養、保健、食療各種特點於一身，不僅有高蛋白，更有低脂肪的特點，味美香滑，肉質鮮嫩，備受消費者的歡迎。

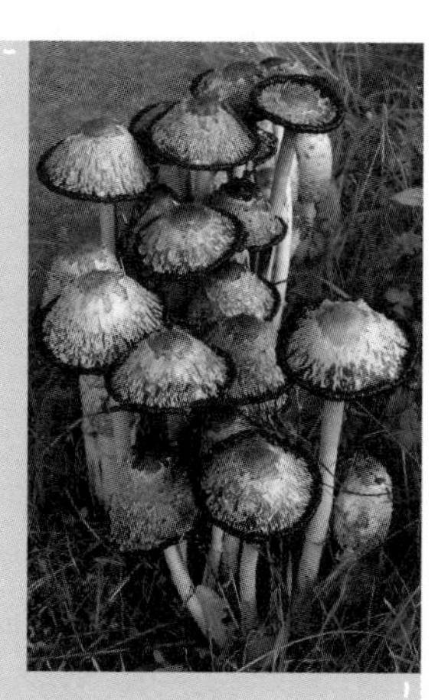

健康密碼

1、雞腿菇營養豐富，含有豐富的蛋白質、脂肪、纖維、熱量、糖分以及人體所需要的鈣、鈉、鎂、磷等常量元素和鐵、銅、錳等微量元素。

2、雞腿菇性平，味甘滑，具有清神益智，益脾胃，助消化，增加食欲等功效。雞腿菇還含有抗癌活性物質和治療糖尿病的有效成分，長期食用，對降低血糖濃度，治療糖尿病有較好療效，特別對治療痔瘡效果明顯。

點食成金

一、蝦仁雞腿菇

主料：雞腿菇 250 克、蝦仁 200 克、雞蛋白 1 個、黃瓜 50 克。

輔料：鹽 4 克、澱粉 25 克、清湯 30 克、料酒 15 克、米醋 3 克、白糖 2 克、味精 3 克、水澱粉 15 克、花生油 500 克、蒜末 5 克。

製作：

1、先將雞腿菇放入清水中浸泡 1 小時左右。

2、雞腿菇撈出後洗淨切成兩半。

3、蝦仁去掉蝦線放入碗裡，放入雞蛋清、鹽、和澱粉和勻。

4、黃瓜洗淨後切成小塊備用。

5、清湯、鹽、料酒、米醋、白糖、味精、澱粉、清水調勻成汁。

6、將鍋中放入花生油，燒至五成熟後放入蝦仁滑炒，撈出控油。
7、放入蒜末和黃瓜塊翻炒，倒入雞腿菇和蝦仁翻炒。
8、將第五步調配好的汁液倒入，迅速翻炒出鍋即可。

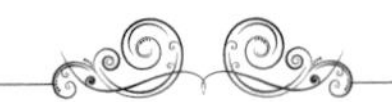

二、素炒雞腿菇

主料：雞腿菇200克、胡蘿蔔50克。

輔料：鹽、雞精、沙拉油、澱粉、蔥油各適量。

製作：

1、將雞腿菇放入清水中浸泡1小時左右。
2、撈出雞腿菇後洗淨切成片狀。
3、胡蘿蔔洗淨後切成片狀。
4、鍋內放入沙拉油，待油熱後放入雞腿菇及胡蘿蔔進行翻炒。
5、依個人口味加入鹽、雞精、澱粉。
6、勾芡後起鍋，撒上蔥油即可食用。

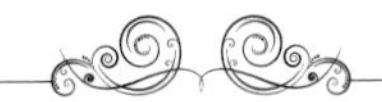

三、雜菜雞腿菇

主料：蘑菇、雞腿菇、雞腿肉各100克，西蘭花、土豆、胡蘿蔔、番茄各30克。

輔料：鹽、糖、番茄醬、奶油、胡椒、蒜、洋蔥、食用油、紅酒、醋、香油、雞精各適量。

製作：

1、雞腿菇放入清水中浸泡1小時左右後撈出切成片狀。
2、雞肉洗淨去血水，切片。
3、菜花、土豆、胡蘿蔔用刀均勻切成塊狀，去水瀝乾。
4、油放入鍋內，加入適量黃油，放入蒜片和洋蔥後倒入雞塊翻炒。
5、雞腿菇和蘑菇、番茄醬、番茄塊放入鍋內，倒入紅酒、醋、雞精、鹽、糖燜煮。
6、將土豆和胡蘿蔔放入鍋中煮熟，待雞肉煮熟後起鍋即可。

健康叮嚀

挑選雞腿菇應注意：菇體潔白為佳，菌柄膨大為佳。

食遍天下

雞腿菇又叫毛頭鬼傘，但它本身其實長得潔白可愛，廣州話也稱其「雞菇」。

葛仙米

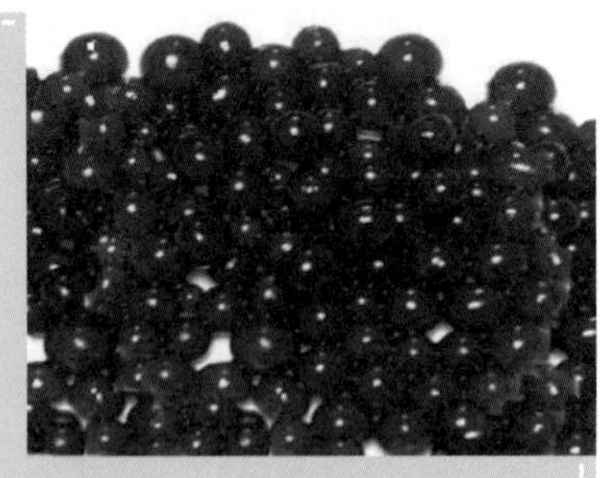

世界珍稀，中國一絕

葛仙米是一種水生藻類植物，呈現出藍綠色的珠球形狀。它對生長環境要求較高，因此多生長於人跡罕至和少工業無染的水域，是公認的天然保健食品。

健康密碼

葛仙米它含有15種氨基酸，有人體所必需的7種氨基酸，而公認的氨基酸之王獼猴桃才12種。此外，它還含有磷、硫、鈣、鉀、鐵、鉛、鎂、鋅、錳等礦物質，維生素C、維生素B1、B2、藻類澱粉和其他糖分。它的蛋白質高於黃豆，含鈣量之高、碳水化合物含量之高在蔬菜中極其罕見。葛仙米性味甘、淡、寒，有清熱明目作用，能治目赤紅腫、夜盲症、燙傷。

點食成金

一、冰糖葛仙米

主料：葛仙米200克、葡萄乾50克、蜜橘150克、櫻桃10克。
輔料：冰糖300克。
製作：
1、先將葛仙米洗淨後放入開水中浸泡，待其發脹。
2、撈起用清水洗淨，去泥沙後放入蒸鍋裡蒸煮1小時後去除洗淨。
3、蜜橘剝皮取果肉備用。
4、葡萄乾洗淨後用溫水浸泡些許時候，撈出洗淨備用。
5、鍋中放入適量清水，倒入冰糖。
6、鍋洗淨後，倒入糖水，接著倒入備用的葛仙米及白葡萄乾，開火煮熟。
7、撇去泡沫，放入蜜橘果肉。裝盤，用櫻桃點綴即可。

健康提醒：葡萄乾不宜與其他含鉀量高的食物同食；蜜橘忌與螃蟹、獺肉、檳榔同食。

二、釀醉瓜

主料：糯米 100 克、甜瓜 1000 克、蓮子 100 克、蘋果 100 克、蘋果脯 100 克、葛仙米 10 克、香蕉 50 克、橘子 50 克、金糕 50 克。

輔料：白砂糖 30 克、糖桂花 10 克。

製作：

1、將葛仙米洗淨後放入開水中浸泡，待其發脹。
2、撈起用清水洗淨，去泥沙後放入蒸鍋裡蒸煮 1 小時後去除洗淨。
3、蓮子用熱堿水洗淨去皮芯後放入蒸鍋中蒸爛備用。
4、糯米洗淨後放入蒸鍋裡蒸爛備用。
5、蘋果削皮去核後切成丁，香蕉去皮切丁。
6、糖桂花用開水化開濾渣後備用。
7、鍋中加入清水，放入白糖熬化後倒出。
8、加入糖桂花冷卻備用。
9、從甜瓜瓜蒂下 1/4 處切開掏去籽，挖削出 2/3 瓜瓤，切成小丁，將瓜口雕刻成蓮花瓣。
10、將糯米和切好的材料倒入瓜內，加入白糖水即可食用。

健康提醒：甜瓜忌與田螺、螃蟹、油餅同食，蘋果忌與水產品同食。

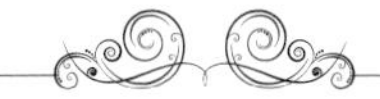

三、朝天鍋

主料：豬肉 750 克、青魚 500 克、粉絲 250 克、白菜 150 克、竹筍 50 克、香糟 150 克、葛仙米 2 克。

輔料：豬油（煉製）50 克、料酒 50 克、味精 5 克、鹽 4 克。

製作：

1、將葛仙米洗淨後放入開水中浸泡，待其發脹。
2、撈起用清水洗淨，去泥沙後放入蒸鍋裡蒸煮 1 小時後去除洗淨。
3、將青魚的中段洗淨後切開，剁成魚塊。
4、切好的魚塊用鹽拌勻，醃製 30 分鐘後取出備用。
5、香糟用料酒稀釋調勻後，浸入醃好的魚塊，2 小時後取出用清水洗淨瀝乾。
6、豬肉用熱水輕刷洗淨，烹上料酒放入蒸鍋中。
7、蒸熟後去除，切成均勻的豬肉塊。

8、將白菜洗淨後切成條。
9、水發線粉漂清切成長短。
10、將竹筍摘除老硬部分後洗淨切成薄片備用。
11、將鍋中放入豬油，燒熱後倒入切好的白菜。
12、倒入清湯、線粉段、精鹽、味精燒沸倒入火鍋。
13、原鍋置火，加上清湯燒沸。加入醃製好的青魚塊、料酒、鹽，煮熟後取出青魚塊放入火鍋裡。
14、將煮熟的豬肉塊和冬筍片相見放在青魚塊上，火鍋燒沸即可食用。

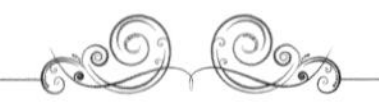

四、百合雪梨湯

主料：百合 30 克、雪梨 30 克、青梅 10 克、桔子瓣 30 克、山楂糕 30 克。

輔料：白糖 100 克、醪糟汁 10 克、葛仙米 10 克、糯米份 15 克、白醋 3 克。

製作：

1、先將葛仙米洗淨後放入開水中浸泡，待其發脹。
2、撈起用清水洗淨，去泥沙後放入蒸鍋裡蒸煮 1 小時後去除洗淨。
3、青梅切成粒備用。
4、山楂切成粒備用。
5、雪梨切成片備用。
6、糯米加入適量清水，用手揉搓成豌豆粒大小的湯圓。
7、鍋中放入適量清水，開火燒開後放入加工好的葛仙米及百合。
8、加入白糖、小湯圓、山楂粒、青梅粒、雪梨片、桔子瓣、醪糟汁燜煮片刻。
9、淋上白醋即可。

健康叮嚀

一般人皆可食用，視力模糊、夜盲症、被燙傷的患者尤其適用。

食遍天下

葛仙米對生長環境的要求較高，全世界的產量普遍較低，僅有非洲小部分地區、中國湖北襄樊、湖北鶴峰有種植。其中以鶴峰的葛仙米的產量為最高，被稱為世界珍稀，中國一絕。

黃耳

筵宴佳餚，保健佳品

黃耳因為其外形呈金黃色而得名，又因為其外形酷似人腦，又被稱為腦耳，除此之外，還有金耳、黃金木耳之稱。黃耳是一種多用途產品，不僅可以製作出美味的佳餚，也可以達到美容、保健的功效。

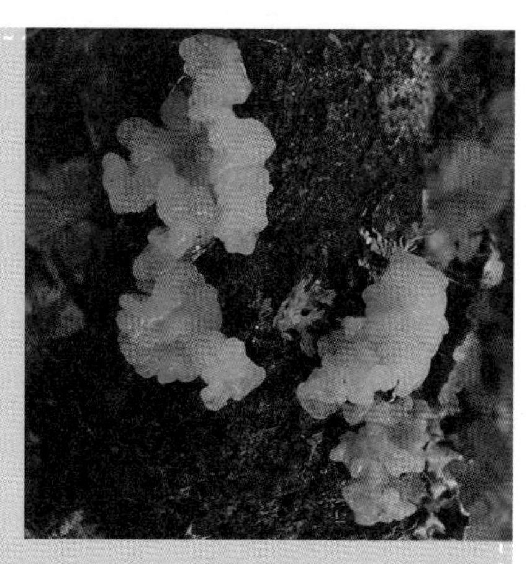

健康密碼

黃耳性溫中帶寒，味甘，能化痰、止咳、定喘、調氣，平肝腸，主治肺熱、痰多，感冒咳嗽、氣喘、高血壓等。且富含膠質，用冰糖燉食，不僅滑嫩爽口，還有清心補腦的保健作用。它含有豐富的蛋白質、脂肪、磷、硫、錳、鐵、鎂、鈣及鉀這些人體所需的微量元素，可以提高機體代謝機能，抑制腫瘤細胞的生長；調節機體代謝機能，改善機體營養狀況，提高機體血紅蛋白和血漿的含量；提高機體抗衰老、抗缺氧能力，降血脂、降膽固醇；促進肝臟脂代謝，防止脂肪在肝臟積累，提高肝臟解毒功能。經常食用可有效地防病健身，延緩衰老。

點食成金

一、金絲棗燉黃耳

主料：蜜棗 60 克、乾棗 35 克、黃耳 10 克。

輔料：薑 2 克、冰糖 50 克。

製作：

1、蜜棗洗淨後瀝乾備用。

2、紅棗去核後洗淨備用。

3、黃耳洗淨後放入溫水中浸泡半小時後撈出，瀝乾備用。

4、將鍋洗淨，放入適量清水，燒開。

5、在碗中倒入洗淨的蜜棗、紅棗、薑片及黃耳。
6、在鍋中隔水燉約 1 小時。
7、加入冰糖，糖溶後即可食用。

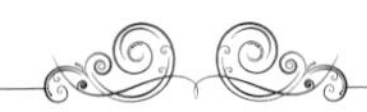

二、冰糖黃耳鴿蛋

主料：鴿蛋 300 克、黃耳 75 克。
輔料：冰糖 100 克。
製作：
1、黃耳洗淨後放入溫水中浸泡約半小時後撈出瀝乾。
2、鴿蛋打入碗內備用。
3、鍋中倒入適量開水，開火煮開。
4、放入黃耳，燜煮片刻。
5、倒入冰糖，化開後倒入鴿蛋煮熟。
6、起鍋盛入碗內即可。

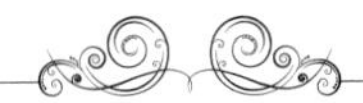

三、黃耳魚片湯

主料：黃耳 50 克、絲瓜 250 克、草魚 300 克、雞蛋 75 克。
輔料：料酒 25 克、鹽 10 克、大蔥 10 克、薑 15 克、澱粉 15 克、味精 2 克、胡椒粉 1 克、雞油 15 克。
製作：
1、黃耳洗淨後放入溫水浸泡半小時後撈出瀝乾。
2、瀝乾後的黃耳切成薄片備用。
3、蔥白切段，與蔥、薑一起搗爛，倒入料酒取汁備用。
4、魚肉洗淨後去出血水，切成均勻的魚塊。
5、魚塊用第三步製作的酒汁、蛋清及乾澱粉塗上進行醃製。
6、絲瓜去皮去蒂後洗淨切塊。
7、鍋內放入煮好的雞湯，放入黃耳、鹽及味精。
8、煮好後過濾去泡沫，放入切好的絲瓜。
9、煮開盛在碗內，灑上胡椒粉及蔥段。
10、將第五步醃製好的魚塊放入鍋中，倒入料酒、鹽。煮熟後撈出。
11、放入第九步燒好的雞湯內即可。

四、蜜汁黃耳

主料：黃耳 400 克、冰糖 150 克。

輔料：鴿蛋 12 個、蜂蜜 80 克、櫻桃 12 粒。

製作：

1、黃耳洗淨後放入溫水浸泡半小時後撈出瀝乾。

2、將洗淨的黃耳放入碗內，加入冰糖及適量清水。

3、鍋內放入清水後，放入盛著黃耳的碗進行蒸煮。15 分鐘後取出。

4、相同的方法蒸煮鴿蛋，5 分鐘後取出。

5、將蒸煮黃耳的汁水倒入鍋裡，加入蜂蜜。

6、將煮好的黃耳及鴿蛋擺在盤內，淋上第五步的蜜汁即可。

健康叮嚀

金耳的滋補營養價值優於銀耳、黑木耳等膠質菌類，是一種理想的高級筵宴佳餚和保健佳品。

食遍天下

黃耳產於雲南省麗江地區，生長在紅梨楠木上，產量不多，比較珍貴，乾製成塊狀，水發後像桂花。

灰樹花

真菌之王，抗癌奇葩

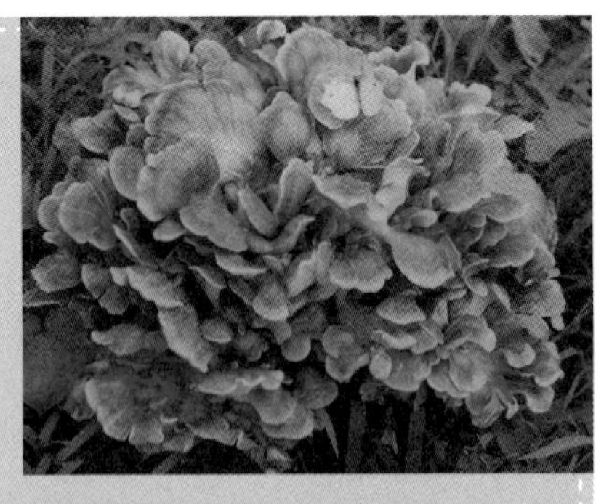

灰樹花外形呈現灰色或是淡褐色，氣味芳香、肉質鬆脆、食用起來有雞絲味。它的營養較為豐富，所含的氨基酸及蛋白質比號稱菇中之王的香菇還要多出一倍，可以預防癌症，提高人體的免疫力。

健康密碼

灰樹花味甘、平、無毒，可治痔瘡，具有補虛固本、益腎抗癌、利水消腫之功效。它的萃取物有抵抗愛滋病病毒，治療乳腺癌、肺癌、肝癌，緩解疼痛的功效；還可改善腫瘤的化學療法帶來的種種不良反應，如缺乏食欲、嘔吐、噁心、頭髮脫落以及白細胞減少等等。此外，由於富含鐵、銅和維他命C，它能預防貧血、壞血病、白癜風，防止動脈硬化和腦血栓的發生。此外它還可以增強人體對胰島素的敏感度，有助於控制血糖，抑制脂肪細胞堆積，降低血壓，增強免疫力。

點食成金

一、灰樹花包子

主料：小麥麵粉600克、灰樹花180克、木耳80克、油麵筋60克、油菜200克、酵母3克。

輔料：白砂糖5克、香油2克、鹽3克。

製作：

1、灰樹花洗淨後用加入薑片的文水浸泡約半小時後撈出。

2、撈出後洗淨，用手撕成碎片備用。

3、木耳放入溫水中浸泡後撈出切成粒備用。

4、油麵筋同木耳，洗淨後切成粒備用。

5、青菜洗淨後用沸水過濾後撈出，冷卻後瀝乾切成青菜丁備用。
6、將香油倒入鍋中燒熱，倒入撕好的灰樹花、切好的木耳、油麵筋。
7、鍋中依個人口味加入鹽、白糖進行翻炒。
8、起鍋後加入青菜拌匀，淋上香油。
9、八步以上都是做餡心的過程。
10、麵粉內加入酵母，注入溫水攪拌成糊狀。揉成麵團後蓋上乾淨的布放置 2 小時。
11、待麵團發脹蓬鬆後作成圓皮胚。
12、包入餡心，作成包子後放置 10 ~ 15 分鐘。
13、放入蒸籠，10 分鐘後即可食用。

健康提醒：材料中的木耳遇田螺、野鴨、野雞不宜消化，忌同食。這道食譜可以補氣養腎，益氣活血。對於子宮頸癌及乳腺癌患者尤其適用。

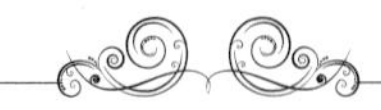

二、樹花燉土雞

主料：雞、灰樹花、火腿各適量。
輔料：味精、鹽、生薑、蔥花、黃酒、胡椒粉、雞精各適量。
製作：
1、雞洗淨後去其血水切成塊後在鍋中煮沸一下，撈出後備用。
2、火腿切成片備用。
3、灰樹花洗淨後用加入薑片的文水浸泡約半小時後撈出。
4、撈出後洗淨，用手撕成碎片備用。
5、將沙鍋置於火上，加入適量清水、煮開。
6、將黃酒、生薑片、蔥花、切好的火腿片放入鍋中用旺火燒開後繼續用小火燜煮 2 小時。
7、依個人口味加入雞精、味精、鹽及洗淨的灰樹花，燜煮 16 分鐘後加入胡椒粉即可。

健康叮嚀

灰樹花烹調後具有鮮、脆、嫩的特點，可炒、燒、涮、燉、冷拼、做湯、做餡等多種吃法。涼拌質地脆嫩爽口，炒食清脆可口，做湯風味兒尤佳，是現代化家庭餐桌不可多得的「山珍」。

食遍天下

灰樹花別名較多，中國河北稱之為栗子蘑；四川稱之為千佛菌；福建稱為重菇、蓮花菇（因其外形酷似體形較小的蓮花）；北京延慶稱之為甜瓜板、奇果菌。

石耳

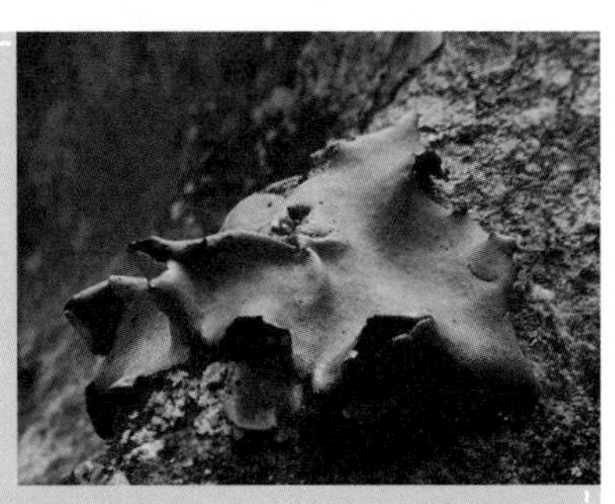

名貴山珍，狀如地耳

石耳外形扁平，呈現不規則的圓形狀，顏色為褐色，背面有黑色絨毛，因為其酷似人耳，且多生長在懸崖峭壁的石縫中因此而得名為石耳。石耳的營養價值非常豐富，含有高蛋白及多種微量元素，是一種很稀有的名貴山珍。

健康密碼

石耳性平、味甘，具有清肺熱、養胃陰、滋腎水、益氣活血、補腦強心的功效。對肺熱咳嗽、肺燥乾咳、胃腸有熱、便祕下血、頭暈耳鳴、月經不調、冠心病、高血壓等均有良好的食療效果，對身體虛弱、病後體弱的滋補效果最佳。民間有「男子食之益精增髓，女子食後清宮易孕。」的說法。此外，石耳有明顯的抗癌作用，能抑制癌細胞的生長，防止癌細胞的擴散。

點食成金

一、石耳燉鴿

主料：鴿肉 500 克、石耳 5 克、山藥 100 克。

輔料：大蔥 2 克、薑 2 克、鹽 5 克、冰糖 3 克、黃酒 25 克、雞油 10 克。

製作：

1、石耳洗淨後用加入鹽的沸水浸泡，揉搓去除細沙及背面毛刺，以備用。

2、山藥削皮洗淨切成薄片放在沸水中浸泡後撈起用水洗淨，以備用。

3、鴿肉在冷水中浸泡後撈起放入沸水中短時間浸泡，洗淨。

4、將鍋中倒入雞清湯、蔥花、薑片、山藥片、及洗淨的石耳和鴿肉。

5、開火煮沸，依個人口味加入紹酒、鹽、冰糖。

6、上籠蒸煮一個半小時後去除，淋上雞油即可。

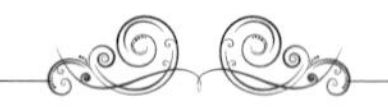

二、烏雲追白雲

主料：豬里脊肉 200 克、石耳 5 克、雞蛋清 25 克。

輔料：白砂糖 5 克、料酒 5 克、味精 1 克、小蔥 15 克、澱粉 30 克、豬油 30 克、鹽 5 克。

製作：

1、石耳洗淨後用加入鹽的沸水浸泡，揉搓去除細沙及背面毛刺，以備用。

2、里脊肉洗淨去除血水後剁成茸。

3、蛋清倒入碗內，加入適量精鹽、清水拌勻。

4、將切好的里脊肉放入第三步拌勻的作料中，分兩份備用。

5、將乾澱粉灑在兩支盤裡。

6、里脊肉放入盤裡攤薄，翻另一面，攤開。

7、同第六步做好另一份里脊肉。

8、鍋中加入適量清水，開火煮沸。

9、將里脊肉放入沸水中，撈起後用冷水過濾。

10、蔥切成蔥白。

11、鍋中倒入豬油，開火煮熟後倒入第九步過濾好的肉片。

12、撈出後瀝油，備用。

13、將鍋中的餘下的油中放入蔥花及薑片煸香。

14、倒入加工好的石耳，進行煸炒。

15、依個人口味加入鹽、味精、白糖、料酒、鮮湯燜煮。

16、燒沸後，用澱粉勾芡倒下肉片，裝盤即可。

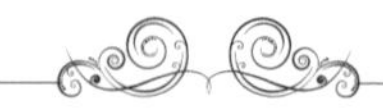

三、醬油泡菜

主料：白菜瓢 1 公斤、蘿蔔 500 克、醬油 2 杯、梨 1 個、栗子 5 個、松子 1 大勺、石耳 4 個、香菇 2 個。

輔料：辣椒絲 3 克、白蔥 30 克、蒜 20 克、生薑 10 克、白糖 2 大勺。

製作：

1、石耳洗淨後用加入鹽的沸水浸泡，揉搓去除細沙及背面毛刺。用刀切成絲以備用。

2、白菜瓢切半備用。
3、蘿蔔切成均勻的片後與白菜一同醃製在醬油中。
4、梨去皮洗淨後，切成與蘿蔔同等的大小。
5、栗子去皮後洗淨割成扁片狀。
6、辣椒切成均勻的辣椒絲備用。
7、香菇去根切片備用。
8、將醃在醬油裡的蘿蔔、白菜混合上述備用的材料一起置於罈子中，加入醬油分兩的水。
9、依個人口味加入白糖，拌勻即可。

健康叮嚀

1、石耳適合一般人群食用，尤其適用於便祕、咳嗽、月經不調、冠心病、高血壓等患者。
2、選購時以片大、完整者為佳。

食遍天下

石耳一名石壁花，生於岩石上，體扁平，呈不規則圓形，上面褐色，背面被黑色絨毛。吳瑞云：「石耳生天臺、四明、河南宣州、螢山、巴西邊徼諸山石崖上。」李時珍云：「盧山亦多，狀如地耳，山僧采曝饋遠，洗去沙土，作茹，勝於木耳，佳品也。」

柳松茸

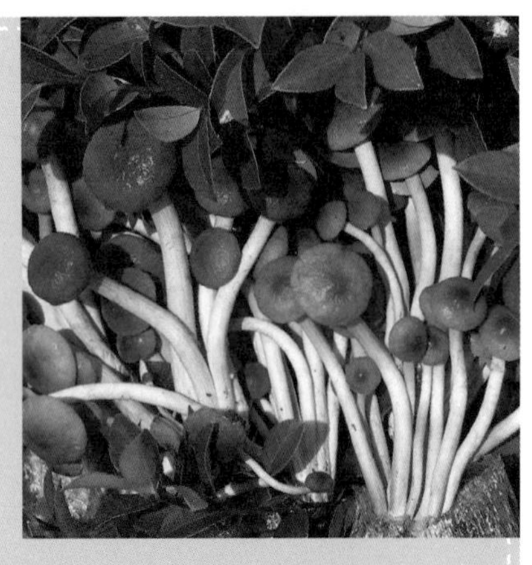

中華神菇，健體強身

柳松茸原為江西廣昌密林地區的野生蕈菌，後經優化改良之後成為一種高蛋白、低脂肪、無污染，既可以製成各種美味的佳餚，又有保健理療功能的高檔食用菌類。柳松茸含有人體所需額十七種氨基酸及十多種礦物質，外觀如同一把小傘，味濃肉脆，口感極佳，民間稱之為「中華神菇」。

健康密碼

中醫認為，柳松茸性甘溫、無毒，有補腎、利尿、除濕、健脾、益氣健胃，補虛扶正，促進脂肪代謝、治腰酸痛、止瀉、抗腫瘤、抗癌的功效，是高血壓、心血管和肥胖症患者的理想食品。其蛋白質豐富，含有 18 種氨基酸，其中人體必需的 8 種完全具備，除此之外，還含有葡聚糖、菌蛋白、碳水化合物、抗癌多糖以及豐富的維生素B族和鈉、鉀、鈣、鐵、鋅的礦質元素。常食用可增強記憶力，低膽固醇、利尿；亦可治療小兒低熱、尿床、防癌、抗癌、防衰老、健脾胃、駐容養顏等。

點食成金

一、松茸鵝肉塊

主料：鵝 1000 克、柳松茸 250 克、蘑菇 50 克、冬筍 50 克、白菜 150 克。

輔料：薑 15 克、大蔥 20 克、鹽 10 克、味精 2 克、米醋 15 克、料酒 20 克、白砂糖 2 克、胡椒粉 2 克。

製作：

1、洗淨去內臟、雜質、頭、爪後，放入沸水中再撈出切塊備用。

2、白菜心洗淨切成塊放入沸水中過濾後切塊。

3、冬筍洗淨切成塊備用。

4、松茸洗淨後切片備用。

5、砂鍋中加入鮮湯，倒入蔥花、薑片、松茸、鵝肉，開火燜煮。

6、依個人口味加入料酒、米醋、鹽、白糖、水。燒沸後將浮沫過濾。

7、灑下味精後蓋蓋，燜煮至鵝肉酥爛即可揭蓋。

8、過濾湯麵上的油，灑上胡椒粉即可。

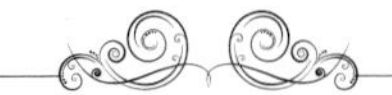

二、柳松茸燒排骨

主料：豬大排 500 克、柳松茸 100 克。

輔料：薑 15 克、大蒜 15 克、花椒 2 克、白砂糖 2 克、生抽 15 克、辣椒 2 克、料酒 15 克、煲仔醬 50 克。

製作：

1、排骨洗淨去血水後放入沸水鍋中煮一下。

2、松茸洗淨後切片備用。

3、辣椒洗淨後備用。

4、鍋中放入油，待油熱後放入薑片及蔥花煸香。

5、加入些許花椒及洗淨辣椒。

6、倒入適量煲仔醬進行翻炒。

7、加入煮過的排骨進行翻炒。

8、倒入些許清水，用小火翻炒。

9、依個人口味加入料酒、少許白糖、生抽。

10、排骨燜煮 40 分鐘後，肉酥爛放入松茸燒熟成盤即可。

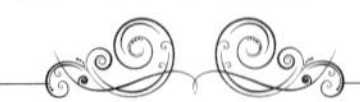

三、乾鍋柳松茸

主料：柳松茸 100 克、五花肉 50 克。

輔料：植物油 50 克、鹽 2 克、味精 1 克、雞精 1 克、白砂糖 1 克、豆瓣醬 5 克、豆瓣辣醬 5 克、胡椒粉 1 克、辣椒 30 克、大蔥 10 克、辣椒油 5 克、香油 1 克。

製作：

1、柳松茸洗淨後放入溫水中浸泡。

2、摘除根部，切成均勻的段，下鍋炒乾水分。

3、五花肉洗淨去血水切絲備用。

4、乾椒洗淨後切段備用。

5、豆瓣醬剁細備用。

6、鍋中放入植物油，開火燒熟後放如薑片和蔥花煸香。
7、放入五花肉，翻炒出油。
8、加入豆瓣醬、辣醬、乾椒段翻炒。
9、倒入柳松茸，煸炒片刻。
10、倒入鮮湯，依個人口味加入精鹽、味精、雞精粉和白糖，小火燜。
11、待湯汁快乾時淋入紅油和香油。
12、起鍋，裝在乾鍋內，撒上胡椒粉及蔥段即可。

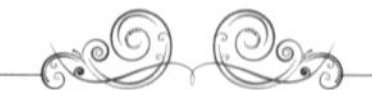

四、素雞燒柳松茸

主料：柳松茸 120 克、黃花菜 50 克、油皮 200 克。
輔料：鹽 3 克、植物油 50 克。
製作：
1、柳松茸洗淨後放入溫水中浸泡。
2、摘除根部，切成均勻的段。
3、金針菜洗淨後切成段備用。
4、精鹽加上適量開水攪拌均勻，灑在豆腐皮上，使其變得酥軟備用，
5、將鍋中放入植物油，待油熱後放入加工洗淨的柳松茸、金針菜。
6、加入精鹽煸炒。
7、炒熟後均勻地鋪子豆腐皮上捲成卷。
8、放入蒸籠用大火蒸 8 分鐘。
9、放入油鍋中煎至金黃色，出鍋瀝油成盤即可。

這道菜能夠增加機體免疫力，對肝病有一定的防治功效。

健康提醒：金針菜含有秋水仙堿，若不煮熟食用會刺激人體呼吸道、胃腸，至致人噁心、胃痛、腹瀉。

健康叮嚀

一般人皆可食用，高血壓、心血管及肥胖症患者尤其適用。

食遍天下

柳松茸素以醇厚鮮美、清香爽口、湯色清紅而著稱，烤、炒、油炸、煮湯、用酥粉油炸、冷熱皆宜。與雞、鴨等各種肉類同烹則味道更佳，實為家備和宴席之珍品。

看了這麼多有營養的蔬菜，您動心了麼？是不是已經垂涎三尺，躍躍欲試了呢？

人體有十種必需的營養素，分別是蛋白質、碳水化合物、脂肪、維生素A、維生素C、維生素B1、維生素B2、維生素PP、鈣、鐵。而好食物的標準之一，自然就是含有人體所需要的這些營養素，並且可以使健康在不知不覺中吃出來。

天然綠色才健康

民間一直流傳著這樣的說法「不乾不淨，吃了沒病」，這與其說是自我調侃，不如說是人們的自我安慰。病從口入的道理大家都懂，所以才會將蔬菜水果洗乾淨後才會入口食用。

可是在工業不斷發展，利欲不斷膨脹的今天，不少無良的商人將有毒的化工原料沸水排到就近的城市居民水源中，雖然方便了賺錢，卻害苦了一方人。我們不僅要喝有毒的水，而灌溉農田用的水也會是有毒的，這樣對我們來說也會吃進去有毒的蔬菜。這不能不說是一種悲哀。

有很多好食物，之所以貴重、珍稀，就是因為它遠離了工業污染，沒有經受農藥的催化生長，沒有無染水源的灌溉，也不是生長在塑膠大棚中的人工種植，天然、綠色是它們的共同特徵。

原汁原味最自然

「民以食為天」，為天即為大。可見對於人類來說，吃是一項多麼重要的事。中國的美食文化經過長期的演變發展形成了所謂的八大菜系，它們是根據氣候、地理、歷史、風俗的影響而劃分的，分別是：魯菜、川菜、蘇菜、粵菜、浙菜、閩菜、湘菜、徽菜。它們雖然風格各異，味道側重不同，或甜、或辣、或麻、或香，但都在追求食物最大限度的自然烹飪，還原食物最美味的本質。

舉個最為簡單的例子，很多人喜歡吃臭豆腐，但是又有很多人對之聞之色變，難以下嚥。

這就是食物自然美味的一種反面例證。在大多數人眼裡，豆腐是一種高蛋白且營養價值十分豐富的豆製品，味淡、清爽、可口、酥軟是其最大的特點。但是，豆腐添加如製作的汁液形成臭豆腐或者臭豆乾，再入油鍋炸熟撈出，它原本清爽可口的本質就會被改變。雖然別具風味，但是只能作為一種小吃成為消遣，而很難為普通大眾所接受。

再舉一個很簡單的例子，在學生孩童中廣受歡迎的肯德基，在中老年人看來卻不是那麼走俏。這是什麼原因呢？在中老年朋友看來，老母雞是一種營養價值極高的動物。很多人會在生產後喝雞湯，就是因為它可以補充身體的養分。中國人一般認為煲湯是將一種食物的營養發揮到極致的最好方法，這與中國人韜光養晦，追求安逸的處事精神有著密切的聯繫。而美國人則是適應了現在快節奏的社會生活，對吃只求速度，不求品質，於是簡易方便的速食就應運而生。

不可否認，肯德基、麥當勞等西洋速食有其美味的一面，爽口的霜淇淋聖代、酥嫩的美味炸雞、沙拉、漢堡都是一種吃的時尚。但是，營養在哪裡？肯德基、麥當勞在很大程度上只是吃出一種姿態和娛樂，與營養、健康毫無關係。這與中老一輩追求的食物原汁原味的自然營養相悖，自然不受歡迎。綜上所述，對於好食物，要從營養、健康、自然三方面去考慮。只有確定食物的營養、健康和自然，才能將健康吃進去，將疾病吃出來，和不良的生活習慣說再見。

最富有營養的 12 種男性食物

1、番茄。番茄的酸味能促進胃液分泌，幫助消化蛋白質等。番茄中豐富的維生素C能製造出骨膠原，強健血管。番茄中的礦物質以鉀的含量最豐富，有助於排出血液中的鹽分，具有降血壓的功能。

2、黃豆。黃豆中含有植物性荷爾蒙，有利於女性，同時，黃豆也是男性的絕佳食品。常吃黃豆製品的日本男人，罹患前列腺癌的概率比西方國家的男人低。黃豆還對改善男性的骨質流失有效，男性過了60歲，骨質會開始流失，情況和更年期婦女一樣嚴重。多吃黃豆可以補充卵磷脂，卵磷脂已被證實與短期記憶力和學習能力有關。

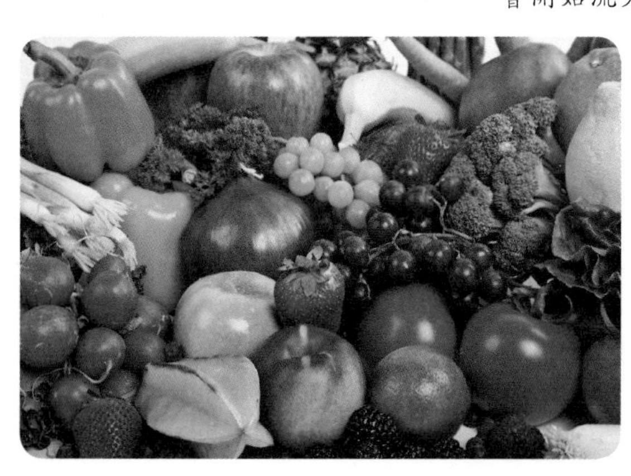

3、南瓜子。男性40歲以後，大多數人有前列腺肥大的問題。美國一項實驗發現，讓前列腺肥大的患者服用南瓜子的提

取物，確實減少了患者頻尿的次數，也改善了其他症狀。南瓜子也是維生素E的最佳來源，可以抗老化。

4、胡蘿蔔。胡蘿蔔素會在體內變化成維生素A，提高身體的抵抗力，抑制導致細胞惡化的活性氧等。胡蘿蔔中含有豐富的鉀，具有降血壓的作用。胡蘿蔔素還能夠預防癌症。

5、海鮮。海鮮可以增強性能力。男性精液裡含有大量的鋅，當體內鋅不足時，會影響精子的數量與品質。海鮮類中的蠔、蝦、蟹的鋅含量很豐富，一隻小小的蠔就幾乎等於一個人一天中鋅的需求量（15毫克）。蠔因富含糖原或牛黃酸，還具有提高肝臟功能的作用，且滋養強身。

6、大蒜。大蒜具有強烈的殺菌力，能消滅侵入體內的病菌。大蒜能促進維生素B1的吸收，促進糖類的新陳代謝以產生能源，並消除疲勞。大蒜另一不可忽視的功能就是提高免疫力。大蒜中所含的硒化鉛具有抗氧化作用，因此被視為防癌的食物。男性多食大蒜可改善體質並強身。

7、高維生素C食物。男性在24歲後精子的質與量都在走下坡，如果有一種不老藥能讓老化的精子再度充滿活力，那就是維生素C。高維生素C的食物有奇異果、橘子、青花椰菜、蘆筍等。維生素C可以協助副腎上腺皮質素（一種抗精神壓力的荷爾蒙）的分泌，可以對抗壓力。

8、全麥麵包。要對抗壓力，B族維生素是非常重要的。其中包括維生素B1、B2、B6、B12和葉酸、煙鹼酸等，可以維護神經系統的穩定，增加能量的代謝，有助於對抗壓力。全穀類的食物如全麥麵包、糙米、胚芽米等，都有豐富的B族維生素。全麥麵包是複合性碳水化合物，可以緩慢釋放能量，具有鎮定的作用，使人放鬆、不緊張。

9、水。人類腦部有75%是水，脫水第一個影響到的器官就是腦，水分太少，會讓人感到疲勞，反應遲鈍。如果用飲料或湯補充體內水分，會增加熱量，使身體發胖。因此在餐與餐之間要多喝水，一天至少要喝約2000毫升水。

10、深海魚。壓力大使男性罹患高血脂症和中風的年齡降低，深海魚中的Omega-3脂肪酸可以阻止血液凝結、減少血管收縮、降低三酸甘油脂等，對心臟血管特別有益。美國心臟病協會建議，一星期至少要吃兩次魚。

11、綠茶。綠茶富含紅茶所沒有的維生素C。維生素C是預防感冒、滋潤皮膚所不可缺少的營養素。綠茶中富含防止老化的谷氨酸、提高免疫力的天冬氨酸、滋養強身的氨基酸，具有利尿、消除壓力的作用。綠茶中還有具提神作用的咖啡因、降血壓的黃酮類化合物等。

12、紅酒。如果非要喝酒，那就喝紅酒。因為紅酒中留存有葡萄皮的抗氧化物質多酚，可以降低心血管疾病的概率；與各種酒類相比，紅酒的普林（會使體內尿酸上升的物質）相當低。紅酒能提高抗氧化作用，預防動脈硬化。營養師建議，每天飲酒量應控制在60毫升以下。

最富有營養的5種女性食物

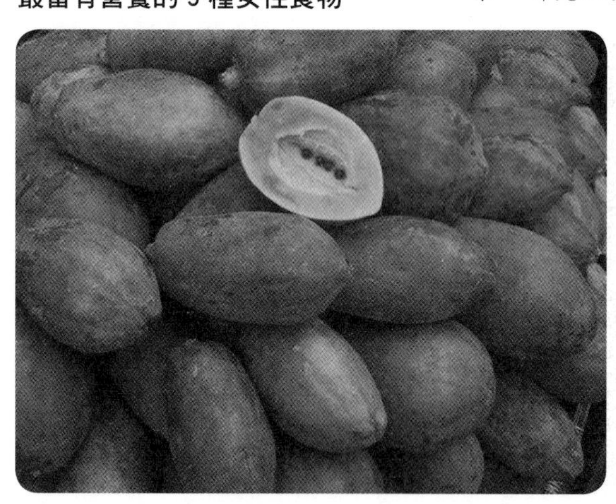

1、木瓜。木瓜所含的維生素C的數量大約是一個橘子的兩倍。研究發現，它能夠有效地防治膽囊炎的發生（女性的發病率是男性的2倍），因而可以將木瓜添加到你的食譜中，以應對這種疾病的侵擾。加州的科學研究人員研究了13000餘名受試者的血液樣本後發現，凡是血液中維生素C的含量低下的女性，會增加患膽囊炎的幾率。一個中等大小的木瓜（約280克），含有188毫克維生素C，且只含有119千卡的熱量。所以，經常吃木瓜，既能夠吃出健康，吃出苗條的身段，還能夠抵禦膽囊炎的侵擾。

2、亞麻子。麵包師經常使用這種具有堅果風味的子粒給麵包增添一些特別的味道以及纖維素。研究人員發現，這種棕紅色的微小種粒，含有十分豐富的雌激素樣成分，這些物質是對抗乳腺癌的強有力的武器。研究表明，患有乳腺癌的女性，每天食用亞麻子，能夠有效地減緩腫瘤的生長速度。雖然松糕上面可以撒一些亞麻子以增添食品風味，但是從亞麻子中獲取雌激素樣物質的最便捷的方法是：在你的麥片粥裡添加一羹匙亞麻子末。這樣，吃起來既有風味，還能維護身體的健康，並能防止乳腺癌的發生，可謂是一舉多得。

3、大豆。大豆中所含的異黃酮，與女性自身產生的雌激素相似，這種物質能夠降低膽固醇，緩解婦女絕經期出現的燥熱感以及增加骨密度等。1999年，美國食品與藥品管理局認可了大豆的保健作用。此外，越來越多的研究顯示，大豆還能夠預防前列腺癌、乳腺癌以及骨質疏鬆症。在日本，人們通常每天都吃大豆食品，所以女性出現絕經期症狀的幾率是美國及加拿大女性的1/3。目前的研究表明，大豆對於緩解女性全身以及面部的「燥熱」感具有一定效果，為此，北美女性絕經病症學會建議，女性為了緩解絕經期出現的各種病症，每天應當攝入40～80毫克大豆異黃酮。而半杯豆腐中就大約含有25～35克大豆異黃酮，因而豆製品是絕經期女性的良「食」益友。

4、水牛肉。由於月經的原因，女性往往比男性更容易患貧血症。若血液中鐵質的含量很低，還會引起疲乏無力等症狀。為了能獲得充足的鐵質，女性不妨多吃一些水牛肉。

5、散葉甘藍。散葉甘藍雖名不見經傳，卻能夠防治骨質疏鬆症。研究表明，除了攝入足量的鈣質與維生素D外，補充一些維生素K對於骨骼也有保護作用。研究人員發現，凡是食用富含維生素K的食物的人（每天至少109微克），在隨後10年內發生骨折的幾率與幾乎不吃者相比減少了30%。研究人員指出，深綠色的葉類蔬菜，如球芽甘藍．菠菜以及花椰菜等，都是維生素K的良好來源。每半杯散葉甘藍中就含有大約375微克的維生素K，所以散葉甘藍是防治骨質疏鬆的最佳蔬菜。

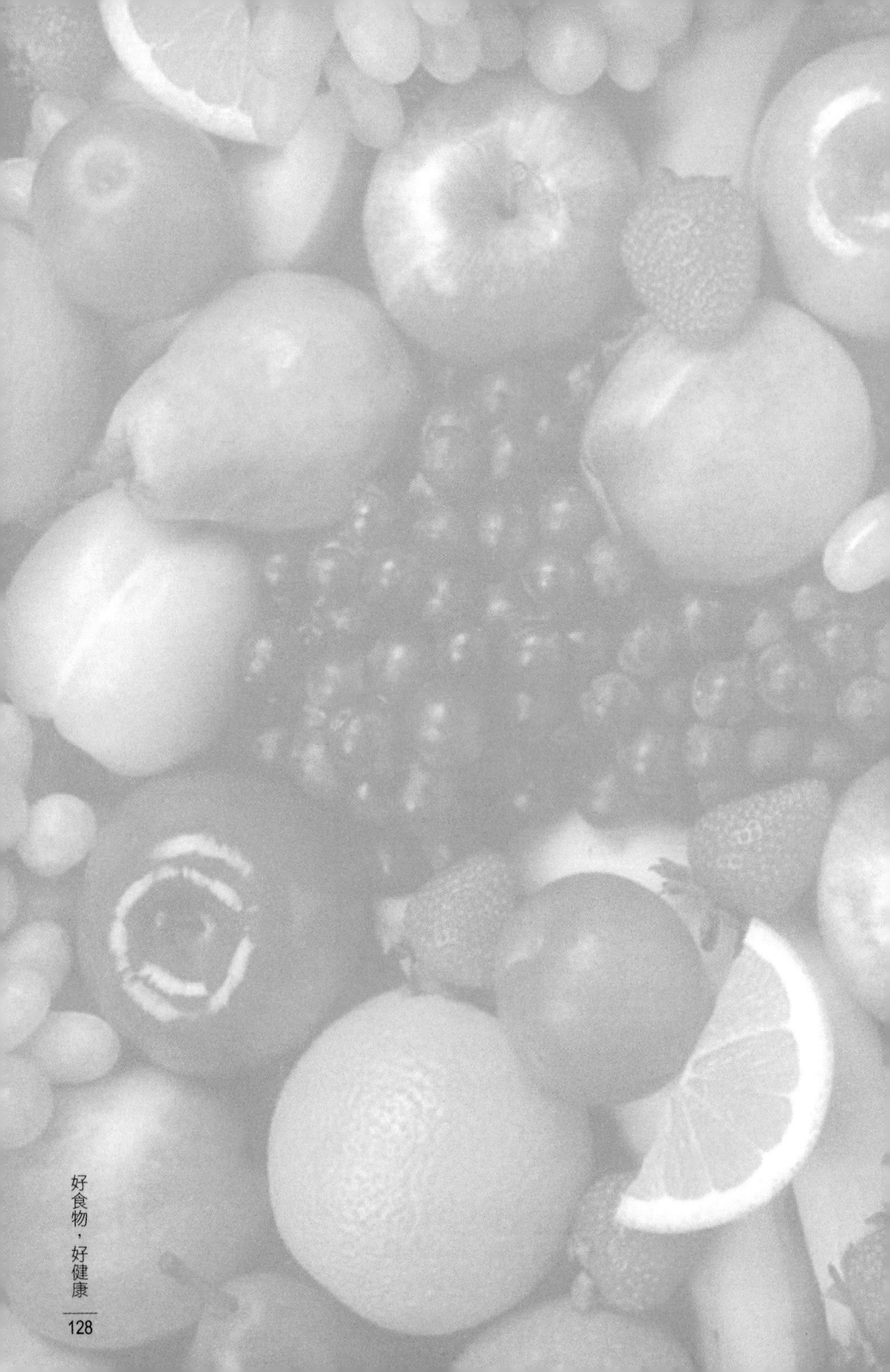

第二章

好食物の水果篇

你是水果達人嗎？來做個小測試吧！

1. 生命總是以各種姿態出現在我們面前，幻化出各種色彩，或者醜惡或者美麗。以下那種顏色你認為代表生命的顏色？

A. 憂鬱的藍。 B. 活力的綠。 C. 激情的紅。

2. 為老闆盡忠盡責的你，被告知將有一個禮拜的休假，許久沒有跟家人一起旅遊的你會選擇以下哪個地方開始你的度假之旅呢？

A. 只要跟家人在一起，無論去哪都無所謂。

B. 曲徑通幽、花香鳥語的叢林。

C. 風景如畫的海灘。

3. 好友拉你出去 SHOPPING，大肆採購一番後你感到飢腸轆轆，你會選擇：

A. 到中式餐館來一份分量十足的中華料理。

B. 環境優雅的日式迴轉壽司廳。

C. 台灣奶茶店喝杯奶茶，外加誘人的美式薯條。

4. 細數你最愛的菜式，你總會發現特別之處：

A. 沒有肉？天哪，這怎麼可能？

B. 很多的菜式都是以炒為主，光吃肉會膩。

C. 不愛吃菜，也不喜歡吃肉，吃不吃飯對我來說都一樣。

5. 如果在街頭看見有樂隊在進行露天表演，你的態度是？

A. 真是無聊的一群人，浪費生命，快步走回家去。

B. 反正也是一種音樂欣賞，陶冶一下情操也好，會駐足觀看。

C. 摩拳擦掌，興趣正濃，想上去和他們一起表演。

6. 如果，你是一隻美麗的蝴蝶，正在半空中翩翩起舞，感到累了，這時的你會選擇停留在花園裡的哪朵花上呢？

A. 嬌豔欲滴，鮮豔奪目的大朵富貴牡丹。

B. 淡雅清麗，婉約如詩的潔白曼陀羅。

C. 隱祕激情，象徵愛情的絢麗紅玫瑰。

請拿好紙記錄下你的答案，如果 C 項較多，歡迎您進入我們的水果達人的樂園，一起來看看清新的水果帶給您的無窮魅力吧！

菠蘿蜜

熱帶水果皇后

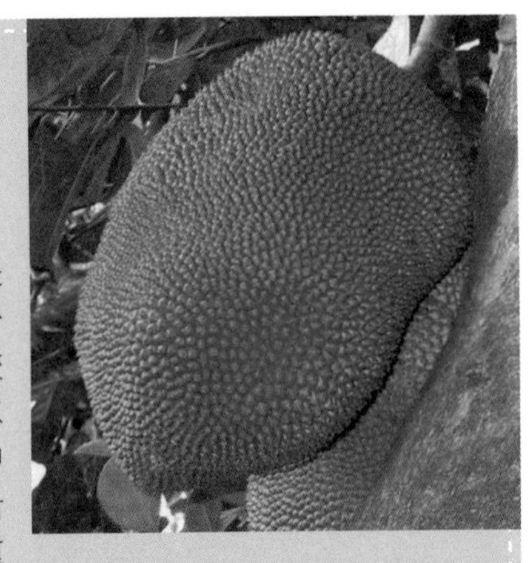

菠蘿蜜可不是鳳梨，這是一種原產自印度的水果，台灣、海南、雲南等熱帶地區較為廣泛種植，被稱為「熱帶水果皇后」。隋唐時期傳入中國，宋代時稱為菠蘿蜜，並沿用至今。它被稱為世界上最重的水果，一個成熟的菠蘿蜜的重量在 5 ～ 20 公斤左右，果實呈金黃色，碩大且肥厚，清甜可口。菠蘿蜜又有別稱：木菠蘿、蜜冬瓜、牛肚子果。

健康密碼

菠蘿蜜未成熟的果實可做蔬菜，成熟的菠蘿蜜水果含有豐富的維生素 B1、B2、B6，維生素 C、礦物質及糖類、脂肪油。最為特別的是，菠蘿蜜含有一種從汁液和果皮中提取的物質 • 菠蘿蜜蛋白質。菠蘿蜜的這些有機元素，可以加強體內纖維蛋白的水解作用，可將阻塞於組織與血管內的纖維蛋白及血凝塊溶解，從而改善局部血液、體液循環，使炎症和水腫吸收、消退，對腦血栓及其它血栓所引起的疾病有一定的輔助治療作用。菠蘿蜜中提取的鳳梨蛋白質與抗菌素及其他藥物並用，能促進藥物對病變組織的滲透和擴散，適用於治療各種原因引起的炎症、水腫等症。此外，用菠蘿蜜樹汁直接外塗局部，可治療淋巴管炎、痔瘡等疾病。

點食成金

一、鳳梨拌馬鈴薯

主料：菠蘿蜜 150 克、馬鈴薯 150 克、黃瓜 100 克。

輔料：鹽 3 克、白砂糖 10 克。

製作：

1、將菠蘿蜜去外皮洗淨，放入鹽水中浸泡 10 ~ 15 分鐘，撈出控水後切成小丁備用。
2、馬鈴薯洗淨後去皮，放入鍋中用沸水煮熟，切成小丁備用。
3、黃瓜洗淨（可去皮可不去皮），切成小丁備用。
4、依個人口味將鳳梨丁、馬鈴薯丁、黃瓜丁加入精鹽、白糖拌勻即可。

此方可以美容養顏，治療便祕，清熱祛火。

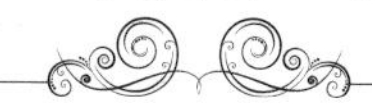

二、桂花核桃凍

主料：糖桂花 5 克、核桃仁 250 克、菠蘿蜜 10 克、石花菜 15 克。
輔料：奶油 109 克、白糖 50 克。
製作：

1、將核桃仁加水磨成漿糊狀備用。
2、炒鍋置火上，放入 250 克清水。
3、將石花菜放入鍋中燒至熔化，加入白糖拌勻。
4、倒入核桃仁漿，使其與石花菜、白糖汁混合拌勻。
5、放入奶油，攪拌均勻後置火上加熱，沸騰後出鍋。
6、倒入鋁盒內，冷卻後後放入冰箱進行冷凍。
7、凍好後用刀劃成菱塊入盤，澆上桂花、菠蘿蜜，再淋上湯水。

健康叮嚀

1、新鮮且品質上乘的菠蘿蜜一般外殼完整新鮮。果實較為碩大切香味較濃。挑選時輕輕摩擦菠蘿蜜的外皮，如果果殼瘤狀突起物硬脆易斷，沒有汁液流出，且聲音渾濁，表示是成熟的果實。
2、菠蘿蜜不可多食，因為其富含蛋白水解質，容易引發過敏反應。解決方法是：用鹽水浸泡果肉數分鐘，不僅可以避免過敏，還可使果肉鮮美。

食遍天下

南宋范成大在其著作《桂海虞衡志》寫到：「菠蘿蜜大如冬瓜，削其皮食之，味極甘」；明代詩人王佐在其詩作《菠蘿蜜》中也讚揚了菠蘿蜜的美味。去海口旅遊的朋友可以去金牛嶺公園看一看，裡面不僅有檳榔園，也有菠蘿蜜園，感受一下熱帶的風情。

白蘭瓜

色如玉，甜如蜜

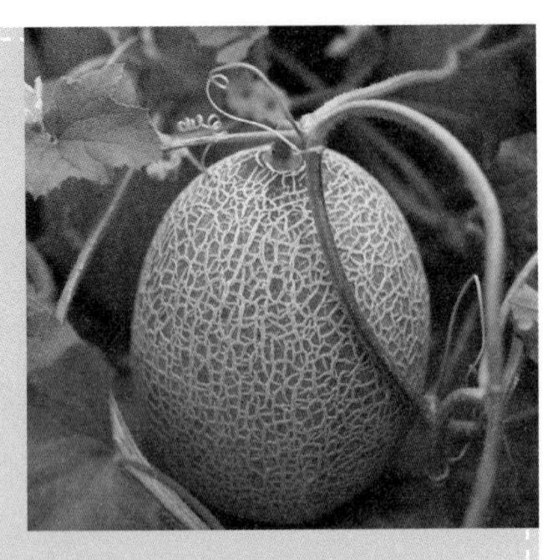

白蘭瓜原產於美國，被稱為「蜜露」。在中國，因其主要生長於蘭州市青石白鄉，一般稱其為「蘭州蜜瓜」、「蘭州瓜」。白蘭瓜呈圓球形，皮色以白為主，微微泛黃，內含豐富糖，高達百分之十五。切開後可見瓜肉淡綠且接近半透明狀，看起來如翡翠一般剔透誘人，瓜味甘甜且有豐富的汁液，濃郁爽口。有人贊其「香如桂花，甜似蜂蜜」。

健康密碼

白蘭瓜作為水果香甜可口，除此之外，它含有豐富的維生素，蛋白酶，並蘊含了諸如鈣、鐵、磷等人體所需的各種有機物質，使其具備了清熱解暑、止渴利尿、開胃健脾的功效。

點食成金

一、醬白蘭瓜

主料：白蘭瓜 5000 克。

輔料：鹽 1250 克、黄醬 2500 克。

製作：

1、將選好的白蘭瓜洗淨去皮。

2、切開後去瓤，並用刀切成塊狀。

3、用煮沸的開水將食鹽溶化，待冷卻後將白蘭瓜塊醃漬在鹽水中，每天翻動一次。

4、5 ~ 6 天後待其水滲出，瓜塊被食鹽醃透待用。

5、將醃製好的白蘭瓜取出，放入清水中泡 2 ~ 4 小時，使其鹽度降低。

6、撈出後，放在陰涼通風處晾到 3 成乾。後再放入醬缸醬製，每天翻動一次，5 天放一次風，醬 3 周即可。

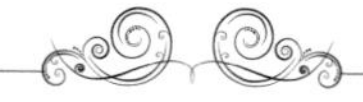

二、蜜瓜木耳黃豆湯

主料：白蘭瓜 320 克、大豆 160 克、乾木耳 16 克、胡蘿蔔 40 克。
輔料：薑 3 克。
製作：
1、將選好的白蘭瓜洗淨去皮，切開後去瓤，並用刀切成長條型。
2、木耳先浸泡至發脹，撈出後用冷水瀝淨。
3、在鍋中放入素上湯燜煮白蘭瓜條，至半熟。
4、接著放入黃豆、木耳、胡蘿蔔，燜煮 3 分鐘。
5、慢火燜煮，看到白蘭瓜熟透後即可食用。

健康提醒：此湯可以健胃益脾，消腫利尿，並且可以引起降低膽固醇的作用。材料中的木耳較滑利，不可與寒性的田螺同食，不易消化。此外痔瘡患者，木耳忌與野雞同食，易消化不良，嚴重可誘發痔瘡出血。

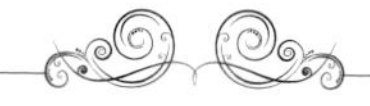

三、什錦水果羹

主料：白蘭瓜 150 克、鮮百合 150 克。
輔料：黃河蜜 50 克、鮮桃 50 克、草莓 50 克、西米和冰糖 300 克。
製作：
1、白蘭瓜洗淨去皮，切開後去瓤，並用刀切成 1.5 公分的方丁。
2、黃河蜜、鮮桃洗淨後去皮去籽去核，如白蘭瓜一樣切成 1.5 公分的方丁。
3、鮮百合洗淨，草莓洗淨備用。
4、鍋中放入開水，將鮮百合放入其中煮沸。撈出成盤備用。
5、將黃河蜜、鮮桃、白蘭瓜略微汆水。
6、在鍋內加入適量清水後到入冰糖，煮沸後倒入備用的煮熟的百合。
7、用小火煮 30 分鐘後，放入切好的白蘭瓜、黃河蜜、鮮桃及西米，燜煮 20 分鐘。
8、草莓最後放入，盛盤即可。

健康叮嚀

白蘭瓜不僅香甜可口，富有營養，還有清暑解熱、解渴利尿、開胃健脾之功效。一般人群均可食用。

食遍天下

白蘭瓜被稱為「蘭州蜜瓜」，其實它還有另一個洋名，稱之為「華萊士」。這裡面有一個跨國友誼的故事：1943 年，時任甘肅省建設廳廳長的張心一博士，邀請美國著名的生態學家羅德明博士來蘭州幫助研究解決乾旱問題。羅德明認為蘭州很適宜種植甜瓜，並答應回國後捐一些「蜜露」瓜種，在蘭州試種。次年元月，美國副總統華萊士在訪華途經蘭州時，親自將羅德明捐的「蜜露」瓜種子交給張心一。1954 年經張心一在蘭州地區的砂田裡試種成功，因種子由華萊士攜來蘭州，故將此瓜起名「華萊士」，以示紀念。

胡柚

常山人的養身祕訣

在浙江常山流傳著這樣一句養身的小口訣：「油喝山茶油，早晚吃個柚，茶杯不離手，索面加肉油。」這裡所說的柚，就是讓常山人引以為豪的胡柚。

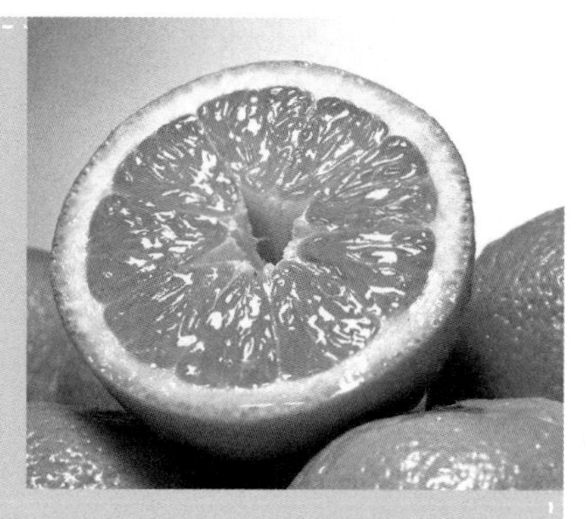

健康密碼

胡柚含多種維生素及胡蘿蔔素，其中還有人體所需的16種氨基酸，此外，胡柚還富有鐵、磷、鉀、鈣等人體需要的無機成份。具有鎮咳化痰、清熱解毒、生津止咳、解酒醒腦、消食舒胃、通便利尿、健腎潤肺、延年益壽作用，堪稱純天然的保健食品，糖尿病患者更宜於食用。

胡柚的食療功能十分顯著：

1、抗菌、抗病毒：可以抑制金黃色葡萄球菌、大腸桿菌、痢疾桿菌和傷寒桿菌的生長；對酵母和真菌等有抑制作用；有消炎的作用。

2、降低血糖：能降低血糖，為糖尿病、肥胖症患者的食療佳品。

3、祛痰鎮咳：柚子的外層果皮可使呼吸道分泌物變多變稀，有利於痰液排出，具有良好的祛痰鎮咳作用，是治療老年慢性咳喘及虛寒性痰喘的佳品。

點食成金

一、冰糖胡柚

主料：胡柚一個。

輔料：冰糖和蜂蜜各適量。

製作：

1、削下柚子皮，注意儘量削薄點，儘量不帶白瓤，削下的皮切成細絲備用。

2、柚子去皮去籽，掰成小塊，加入柚子皮絲。

3、用擀面杖把柚子肉舂散（有的會把肉用攪拌機打成細蓉，不過舂散做，泡水的時候能看見一絲絲的果肉會更美觀）。
4、加入冰糖拌勻，靜置20分鐘，會有一些果汁醃出來。
5、將準備好的柚子肉倒入乾淨無油的鍋中，小火熬製，慢慢不停攪拌。
6、熬到汁水份蒸發，變得粘稠，顏色變深且周圍開始冒出較大的泡時關火起鍋。
7、盛出，涼透後加入適量蜂蜜拌勻，裝瓶封嚴放入冰箱一周後就可以享用了。

健康叮嚀

挑選胡柚注意：個大，外皮橘黃色為佳；表皮有小疙瘩為佳；有淡淡清香者為佳。

食遍天下

李時珍在其著名典籍《本草綱目》中記載：「柚（氣味），酸、寒、無毒、有消食、解酒氣、去腸胃中惡氣、療妊不食，口臭之功能。」

蛇果

來自美國的記憶之果

蛇果的果實較大，果肉呈黃白色，肉質清脆，果汁較多，與蘋果相似，但比蘋果要甜。

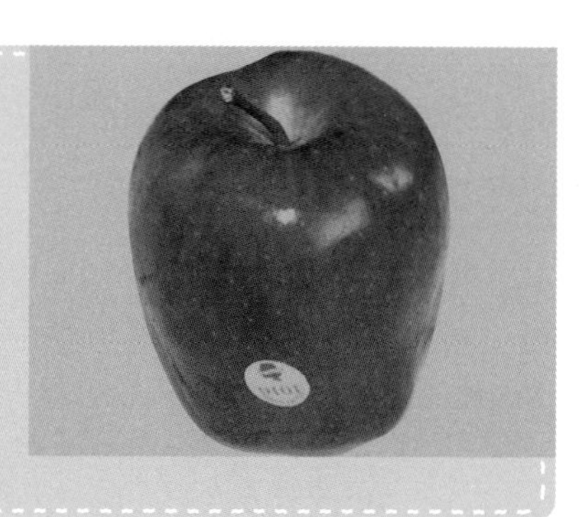

健康密碼

蛇果含有豐富的鉀和纖維質，蘊含果糖、葡萄糖、蔗糖、胡蘿蔔及其他多種礦物質。其中果膠和鉀含量居水果之首，號稱「記憶之果」。

中醫角度來說，蛇果的藥用價值：性微酸，甘平，無毒，入脾胃兩經，具有生津開胃，消痰止咳，退熱解毒，補惱助安眠養神，潤肺悅心，和脾益氣，潤腸止瀉，幫助消化等功效，減肥作用比蘋果更強。

英語國家有種說法：「一天吃一顆蛇果，讓你不用看醫生。」研究發現，蛇果是蘋果中抗氧化劑活性最強的品種，具有抗癌的功效。

現代人生活緊張忙碌，便祕等消化系統上的疾病，成為普遍的問題。蛇果內的膠質能吸收大量的水份，可以把消化後的殘渣軟化，防止便祕。消化、排泄系統若能維持順暢，對於肌膚的美麗光澤，與保持身體健康的正常運作，有很大的助益。

點食成金

一、蛇果梅汁冰沙

主料：蘋果 200 克、楊梅 400 克。

輔料：紅茶 3 克、醋 200 克、白砂糖 10 克、冰糖 200 克。

製作：

1、將紅茶用 250 克沸水沖泡開，靜置冷卻。

2、將蛇果洗淨去核，連皮切成丁，放入榨汁機內，加入楊梅醋，涼紅茶，冰塊，白糖。

3、打勻裝杯，稍加點綴即可。

工藝提示：將楊梅洗淨，控乾水分，放入玻璃罐中，加入冰糖 200 克，陳醋 200 克，密封 30 天即成楊梅醋。

健康提醒：蘋果忌於水產品同食，會導致便祕；楊梅忌與生蔥、鴨肉同食。

健康叮嚀

挑選蛇果要選擇看起來堅實，顏色紅潤，表皮沒有脫水，避免有碰傷、軟塌及有斑點的。

食遍天下

蛇果原產自美國加里福利亞州，又稱為「紅元帥」。因香港人將其譯作「紅地厘蛇果」，才有蛇果的說法。

佛手

全身都是寶

佛手又稱為九爪木、五指橘、佛手柑，它的果實色澤偏金黃色，香氣濃郁，形狀酷似人手，妙趣橫生，佛手之名因此而來。

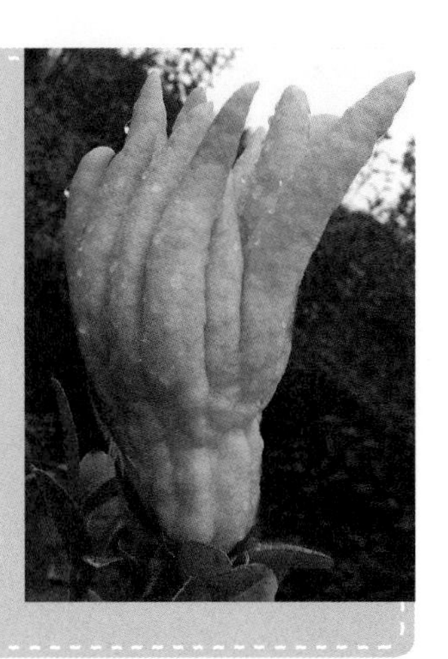

健康密碼

佛手不僅有較高的觀賞價值，而且具有藥用價值和經濟價值。佛手全身都是寶，其根、莖、葉、花、果均可入藥，有理氣化痰、止咳消脹、舒肝健脾和胃等多種藥用功能。據史料記載，佛手的根可治男人下消、四肢酸軟；花、果可泡茶，有消氣作用；果可治胃病、嘔吐、噎嗝、高血壓、氣管炎、哮喘等病症。據《歸經》等載，佛手能治鼓脹發腫病，婦女白帶病及醒酒作用。

點食成金

一、髮菜佛手蚌肉湯

主料：髮菜 30 克、河蚌 250 克、石花菜 30 克。

輔料：蜜棗 10 克、陳皮 6 克、佛手 6 克、鹽 3 克、味精 2 克。

製作：

1、蚌肉、髮菜、石花菜先用清水浸泡、洗淨後切碎備用。

2、佛手、陳皮洗淨後切碎備用。

3、把髮菜、石花菜、蚌肉、蜜棗、佛手、陳皮放入鍋內，加清水適量。

4、煮沸後，文火煲 2 小時，依個人口味加鹽、味精調味供用。

此湯具有清熱消痰、行氣解郁的作用。材料中的蜜棗忌與生蔥、蜂蜜、魚、鱉、蟹同食；陳皮忌與溫熱藥物合用。

二、佛手粥

主料：粳米 100 克。

輔料：佛手 6 克。

製作：

1、佛手洗淨後放入砂鍋內。倒入清水，煮開煎取藥汁。

2、將粳米洗淨後，放入另一加入清水的鍋中煮開。

3、先用旺火煮粳米，後改文火。

4、待粳米粥快熟之時倒入藥汁，燜煮至沸騰即可。

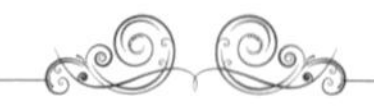

三、金黃雙瓜

主料：熟金瓜、佛手瓜。

輔料：蔥花、味精、鹽、胡椒粉、沙拉油各適量。

製作：

1、金瓜去皮去籽後洗淨用刀均勻切開。

2、佛手瓜去皮去籽後洗淨用刀均勻切開。

3、金瓜放入蒸鍋蒸煮 8 ~ 10 分鐘，待用筷子輕輕插入即可撈出。

4、撈出的金瓜放入冷水中浸泡漂洗後瀝乾。

5、佛手瓜切成均勻的細絲。

6、將精鹽、胡椒粉、味精調製，佛手瓜放入醃製。

7、鍋中放油，待油煮熱後關火，倒入佛手瓜及金瓜攪拌均勻。

8、依個人口味放入鹽、味精、蔥即可。

健康叮嚀

佛手的果實能提煉佛手柑精油，是良好的美容護膚品。佛手的花與果實均可食用，可作佛手花粥、佛手筍尖、佛手燉豬腸等，有理氣化痰、舒肝和胃、解酒之功效。

食遍天下

最著名的佛手生產於浙江金華，被贊為「果中之仙品，世上之奇卉」，並被雅稱為「金佛手」。有詩贊云：「果實金黃花濃郁，多福多壽兩相宜，觀果花卉唯有它，獨佔鰲頭人歡喜。」

瓜拉那

神祕的眼睛

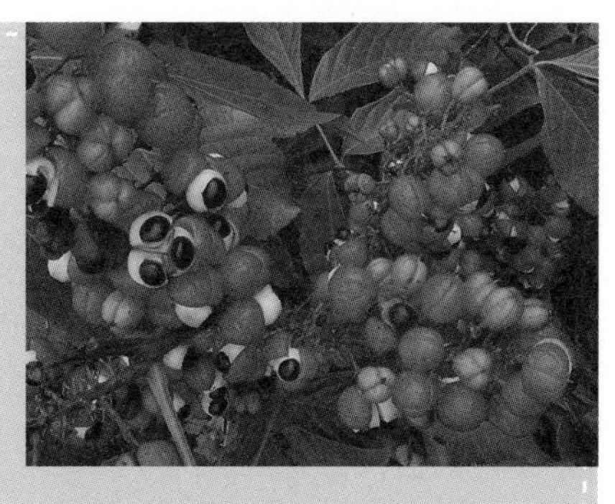

瓜拉那原產於亞馬遜平原，當地的土著居民稱其為「神祕的眼睛」。這是因為，瓜拉那果實在亞馬遜平原的熱帶雨林裡從生長的枝條上垂下，像一串一串的紅色的葡萄。當紅色外皮裂開後，即可露出種子，裡面可以看見凸起來的棕褐色的部分，置身於熱帶雨林之中，如同千萬雙眼睛在俯瞰大地。

健康密碼

瓜拉那的營養價值很高，富含氨基酸、生物鹼，多種礦物質，丹寧酸，多種維生素和碳水化合物等等，非常利於人體的吸收，有改變人體組織結構而延年益壽的功效。它能降低高膽固醇、脂肪酸、調整血液循環；能促進人體各部機能新陳代謝，使老化減緩、改善內臟組織結構。

點食成金

瓜那拉提取物製成的飲料廣泛流行。例如巴西的可口可樂和百事可樂就添加了瓜拉那提取物。

健康叮嚀

不論男女老幼都適合食用瓜拉那，尤其對從事大量用腦力勞動，體力勞動，機能衰退，有慢性疾病和追求美容養顏，保持青春美麗的人群，他們都會把「瓜拉那」果子是視作人類夢寐以求的珍寶，甚至把它當作金子來交易。

食遍天下

生活在馬衛斯的土人食用5%的瓜拉那可以幾天不吃任何東西依然有體力勤勞工作，就像吃了高營養成份食物，在歐美瓜拉那被用做昂貴的滋養補品。在巴西，人們會把瓜那拉加在早餐的麥片餅乾裡食用。

西番蓮

最芳香的果汁之王

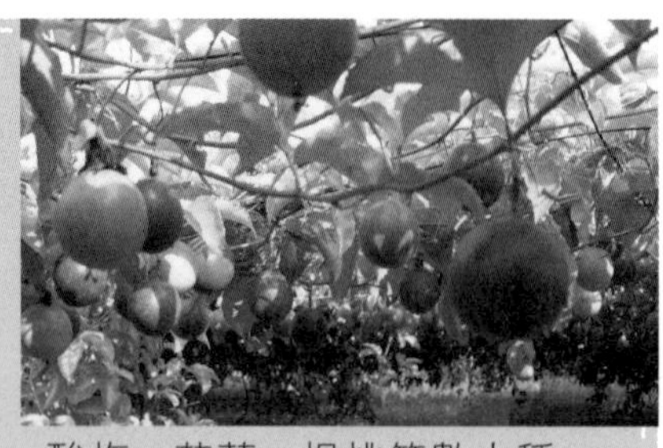

西番蓮是世界上已知的最芳香的水果之一，因為其集香蕉、鳳梨、荔枝、芭樂、芒果、酸梅、草莓、楊桃等數十種水果香味於一身，所以被稱為「百香果」，又有「果汁之王」的美譽。

健康密碼

西番蓮香氣濃郁，甜酸可口，能生津止渴，提神醒腦，食用後能增進食欲，促進消化腺分泌，有助消化。果實中含有多種維生素，能降低血脂，防治動脈硬化，降低血壓。內含165種化合物，17種氨基酸和抗癌的有效成分，能防治細胞老化、癌變，有抗衰老，養容顏的功效。西番蓮還具有涼血養顏，潤肺化痰，通腸胃，理三焦的功效；主治心火燥熱，益氣除煩，腹脹便祕，血痢腸風等症。

點食成金

一、木瓜西番蓮

主料：西番蓮600克、木瓜200克、橄欖50克。

輔料：白砂糖150克。

製作：

1、西番蓮切開後取出果肉，放在小鍋中，用小火加熱，放入糖，煮滾至糖融化，熄火後加入橄欖，拌勻後靜置待涼備用。

2、煮滾一鍋水，再另外準備一在盆冰塊水，備用。

3、木瓜去皮去籽後切薄片，分次放入滾水中汆燙，只要變色後立即撈出，泡入冰塊水中，將所有木瓜片處理好。

4、等木瓜片完全變涼後，撈出瀝乾水分。

5、調好的醬汁拌勻，放入冰箱冷藏5天後，每次取適量食用即可。

二、鳳梨百香酒

主料：鳳梨300克、西番蓮300克。

輔料：冰糖250克、江米酒200克。

製作：

1、鳳梨果肉洗淨後放入鹽水中浸泡10分鐘，切成小片備用。
2、百香果洗淨，完全晾乾。
3、百香果切開，取300克果肉汁，備用。
4、以一層鳳梨、一層冰糖的方式放入廣口玻璃瓶中。
5、倒入百香果汁、米酒頭，然後封緊瓶口。
6、放置於陰涼處，靜置浸泡三個月後，即可開封濾渣裝瓶飲用。

此酒可增加抵抗力，美容養顏。

健康叮嚀

西番蓮適合加工成果汁，可以顯著提高果汁的口感及香味。

食遍天下

西番蓮的原產地為美洲的熱帶地區，被稱為熱情果、巴西果。又因為它形似雞蛋，果汁的色澤類似雞蛋的蛋黃，所以也稱為雞蛋果。

芭樂

台灣土生土長的減肥佳品

芭樂又稱芭樂，是台灣土生土長的水果之一。果實呈橢圓形，顏色以青、白居多，肉質柔軟鮮嫩。

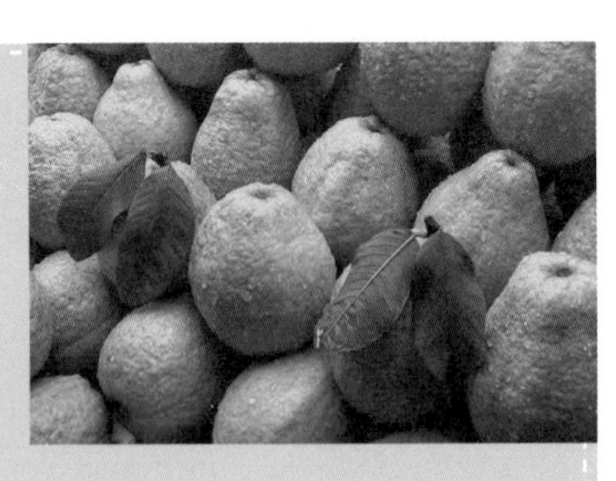

健康密碼

芭樂營養豐富，維生素C含量特高。可增加食欲，促進兒童生長發育，含有蛋白質、脂肪、糖類、維生素A、B族維生素、維C，鈣、磷、鐵。芭樂營養價值高，以維生素C而言，比柑桔、香蕉、木瓜、番茄、西瓜、鳳梨都高，鐵、鈣、磷含量也豐富，種子中鐵的含量更勝於其他水果，所以最好能一起食下去，多吃可以預防老化，排除體內毒素的功效。果實具有治療糖尿病及降血糖的藥效，葉片也可治腹瀉。

芭樂性溫，味甘、澀、酸，無毒；具有收斂止瀉，止血，止癢的功效；主治泄瀉，久痢，濕疹，創傷出血等症。

點食成金

一、芭樂養生酒

主料：芭樂600克。

輔料：冰糖250克、江米酒600克。

製作：

1、芭樂洗淨，完全晾乾。

2、芭樂切去頭尾，切開後去籽，再切成小片。

3、以一層芭樂片、一層冰糖的方式放入廣口玻璃瓶中。

4、倒入高粱酒，然後封緊瓶口。

5、放置於陰涼處，靜置浸泡三個月後，即可開封濾渣裝瓶飲用。

此酒可以消炎、止瀉、解熱、助消化；可以改善頭痛，健壯脾胃。材料中的江米酒不可與味精同食。

健康叮嚀

方便生食，鮮果洗淨（免削皮）即可食用，有些人喜歡切塊置於碟上，加上少許酸梅粉或鹽巴，風味獨特。

食遍天下

芭樂是目前港澳台和東南亞地區最暢銷的水果之一，其果實不但可以鮮食，還可以加工為果汁、果醬、果脯，同時還可製作成盆景，具有廣闊的市場前景。

蓮霧

洋蒲桃清肺火

蓮霧是一種主要生長在熱帶的水果，果實呈鐘形，外皮鮮豔，有蘋果的香氣，味道清甜，入口涼爽清脆。

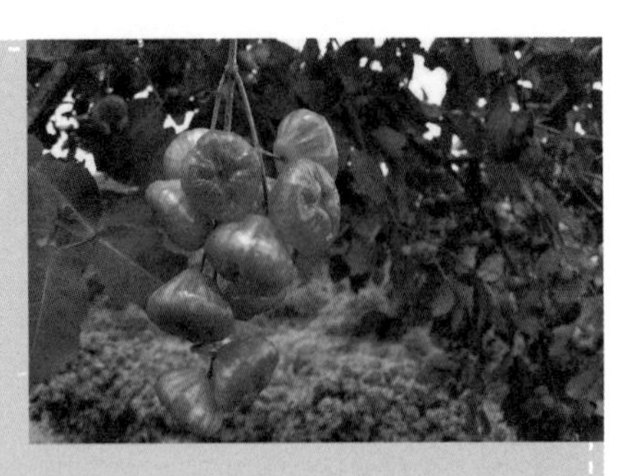

健康密碼

蓮霧營養成分含蛋白質、膳食纖維、糖類、維生素B、C等，帶有特殊的香味，是天然的解熱劑。由於含有許多水分，在食療上有解熱、利尿、寧心安神的作用。此外，蓮霧性味甘平，可以止咳除痰，主治肺燥咳嗽。在台灣有「吃蓮霧清肺火」的說法。

點食成金

一、蓮霧三絲湯

主料：蓮霧 2 粒、竹筍半支、香菇 10 朵、木耳 2 朵。

輔料：金針少許、松子 15 粒、麻油、黑醋、糖適量。

製作：

1、蓮霧切塊，竹筍、木耳切絲。

2、起油鍋爆香香菇，將蓮霧、竹筍、木耳、金針倒入鍋中後，加水燜煮熟。

3、將麻油、黑醋、糖均勻調和倒入鍋中後盛起，撒上松子即可。

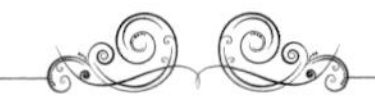

二、蓮霧玉米濃湯

主料：蓮霧 5 粒、玉米粒 5 兩、馬鈴薯 2 粒。

輔料：紅蘿蔔半條、腰果 4 兩。

製作：

1、馬鈴薯、紅蘿蔔切丁狀下鍋煮熟後撈起。

2、蓮霧用果汁機打成汁，玉米、腰果分別打漿。

3、將水煮開，加入馬鈴薯、紅蘿蔔、玉米漿，煮熟後熄火，倒入蓮霧汁、腰果漿即可。

備註：以腰果取代奶油、牛奶，是因為腰果具有奶香味，營養價值高過於奶油、牛奶。

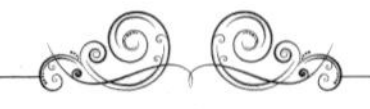

三、蓮霧西米露

主料：西谷米、蓮霧適量。

輔料：糖適量。

製作：

1、將西谷米徐徐倒入沸水中，煮熟後撈起。

2、蓮霧用果汁機打成汁，與西谷米放入預先調好的甜湯即可。

健康叮嚀

挑選蓮霧要注意以下幾點：冬季蓮霧顏色接近紫色，以布擦拭，越擦拭越光亮則表示品質越高。蓮霧底部張開越大表示越成熟。

食遍天下

新加坡及馬來西亞稱蓮霧為水蓊，中國內地一般稱之為洋蒲桃。全世界的蓮霧，以台灣所產的蓮霧品質最高，其中又以屏東的蓮霧最為突出。

紅毛丹

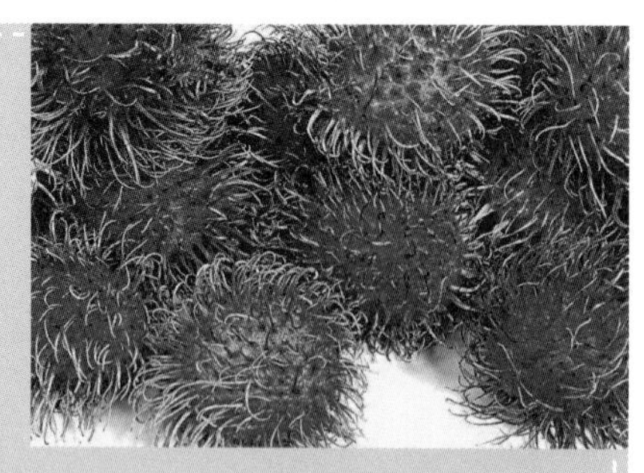

荔枝近鄰，珍稀水果

紅毛丹是熱帶水果，原產於馬來群島，泰國、菲律賓、馬來西亞及越南有大量種植。中國內地適宜種植的地方不多，因此屬於珍稀水果，售價較高。紅毛丹又名毛荔枝，外形與荔枝酷似，果肉與荔枝一樣呈現透明狀，味道與荔枝葡萄相似，爽口怡人。

健康密碼

紅毛丹外觀美，營養豐富，富含碳水化合物、各種維生素和礦質元素，味甜或酸甜，帶荔枝或葡萄風味，可口怡人。紅毛丹的果肉含葡萄糖、蔗糖，含豐富的維生素C、氨基酸、碳水化合物和多種礦物質，如磷、鈣等。其性味甘溫，果肉甘香甜美厚而多汁，還有人稱它為中國嶺南的荔枝，更有毛荔枝的別名。長期食用可潤膚養顏、清熱解毒、增強人體免疫力。

點食成金

一、紅毛丹蝦球

主料：大蝦仁 10 個、紅毛丹罐頭 1 罐、胡椒鹽 1 小匙、蛋 1 個、太白粉 1 湯匙。

輔料：美乃滋 200 克、白芝麻少許。

製作：

1、蝦仁去腸泥洗淨，拭乾水分，在背部劃一刀，加胡椒鹽、蛋、太白粉醃 10 分鐘。

2、起油鍋燒熱，將蝦仁入鍋炸熟至變色並形成蝦球。

3、將炸好之蝦球及紅毛丹擺盤，淋上美乃滋、撒上白芝麻即可。

健康叮嚀

1、挑選紅毛丹要注意，新鮮的紅毛丹呈鮮紅色，略有青色。外皮上的毛髮柔軟堅韌。不新鮮的紅毛丹外皮發暗，毛也比較堅硬。
2、食用紅毛丹的時候用指甲剝容易損害手指，這裡推薦一種方法：兩隻手上下握住後像開瓶蓋一樣旋開即可。
3、紅毛丹的果殼上有一層保護膜，人的腸胃無法消化，食用的時候需要注意剔除。
4、不可過量食用。

食遍天下

新加坡著名歌手孫燕姿的著名形象是一頭染了紅色的短髮，像極了紅毛丹外形。她的歌迷為了表達對她的喜愛，創作了一系列以她為藍本的漫畫形象，並起名為紅毛丹。

火龍果

吉祥如意的長壽果

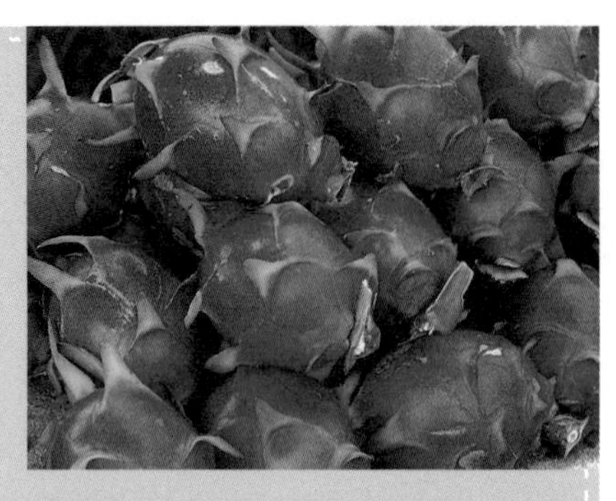

火龍果原產於中美洲，也是一種熱帶水果，因其外表肉質像龍的外鱗而被稱為火龍果。火龍果在美洲的瑪雅文化、印加文化中都被奉為聖果，每逢大型的祭祀和宗教活動都有它們的身影。火龍果的吃法與西瓜相似，果肉含有許多種子。將種子剔除後與蜂蜜、鮮奶混合食用，美味異常。此外，火龍果的果皮因為不含有機酸和單寧，所以不會澀口也可食用。

健康密碼

1、火龍果果實中的花青素含量較高，尤其是紅肉的品種。花青素是一種效用明顯的抗氧化劑，能有效防止血管硬化，從而可阻止心臟病發作和血凝塊形成引起的腦中風；它還能對抗自由基，有效抗衰老；還能提高對腦細胞變性的預防，抑制癡呆症的發生。

2、火龍果中富含一般蔬果中較少有的植物性白蛋白，這種有活性的白蛋白會自動與人體內的重金屬離子結合，透過排泄系統排出體外，從而起解毒作用。此外，白蛋白對胃壁還有保護作用。

3、火龍果富含美白皮膚的維生素C及豐富的具有減肥、降低血糖、潤腸、預防大腸癌的水溶性膳食纖維。

4、火龍果中的含鐵量比一般的水果要高，鐵是製造血紅蛋白及其它鐵質物質不可缺少的元素，攝入適量的鐵質還可以預防貧血。

5、火龍果對咳嗽、氣喘有獨特療效，還有預防便祕、防老年病變、抑制腫瘤等多種功效。

點食成金

一、什錦水果沙拉

主料：火龍果150克、鳳梨200克、柳丁100克、草莓150克、香蕉100克。

輔料：濃縮橘汁300克、沙拉醬。

製作：

1、將火龍果、鳳梨、柳丁、草莓、香蕉分別洗淨後切成大小均勻的小丁。

2、倒入盤子中，用橘汁攪拌均勻。

3、攪拌均勻後抹上一層沙拉醬即可。

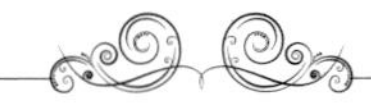

二、火龍果健體酒

主料：火龍果600克。

輔料：冰糖250克、江米酒600克。

製作：

1、火龍果洗淨，完全晾乾後，去皮，再切成小塊。

2、以一層火龍果片，一層冰糖的方式放入廣口玻璃瓶中。

3、倒入江米酒，然後封緊瓶口；

4、放置於陰涼處，靜置浸泡三個月後，即可開封濾渣裝瓶飲用。

健康叮嚀

火龍果少蟲害，幾乎不用農藥，所以是一種綠色環保的營養水果。糖尿病人需慎食。

食遍天下

關於火龍果，阿茲特克人有一則傳說。一位阿茲特克的婦女在熱辣的沙漠中迷了路，身上沒有任何食物，已經支撐不住快要倒下。就在這危難的時刻，她感受到了神的指引，吃下了火龍果。慢慢地，奇跡發生了，這名婦女體力迅速回復，嘴唇紅潤起來，渾身充滿了力量，並順利走出了大漠。所以。在阿茲特克人的心中，火龍果一直被封為神仙果，被世人所敬重。

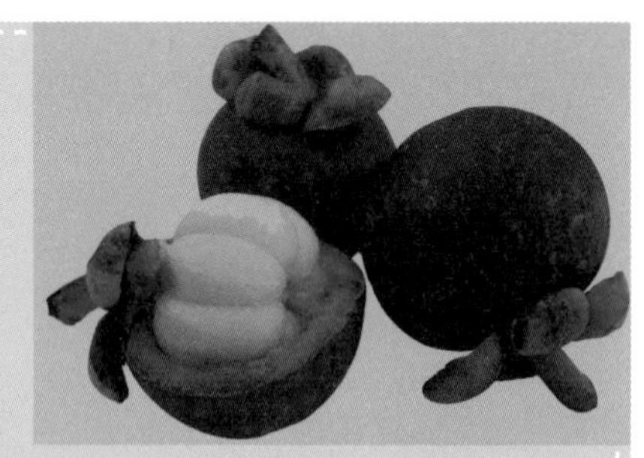

山竹

果中皇后，齊名榴槤

山竹原產於馬來群島，多種植於馬來西亞、泰國、菲律賓及緬甸。果實大小與柿子相似，扁圓型，呈深紫色，果肉雪白，味甘，性涼，微酸、與榴槤齊名，稱為「果中皇后」。

健康密碼

1、山竹含有一種特殊物質，具有降燥、清涼解熱的作用，這使山竹能克榴槤之燥熱。

2、山竹含有豐富的蛋白質和脂類，對機體有很好的補養作用，對體弱、營養不良、病後都有很好的調養作用。

點食成金

一、鳳果冬菇鴨脯煲

主料：鴨胸脯肉 350 克、山竹 350 克、香菇（鮮）15 克。

輔料：大蒜（白皮）5 克、薑 5 克、澱粉（玉米)12 克、料酒 15 克、老抽 5 克、蠔油 10 克、味精 7 克、白砂糖 20 克、鹽 5 克、香油 2 克、胡椒粉 1 克、花生油 75 克。

製作：

1、山竹的硬殼上用刀劃一「十」字形切口，放進水中煮。

2、連水加蓋浸泡一側面時間，再取出剝去殼和內衣，略蒸熟候用。

3、鴨脯用精鹽 4 克（或生抽），醃過，加入乾粉拌勻。

4、武火將花生油燒至 140 攝氏度，下鴨脯炸過，去油。

5、下薑米、濕冬菇、蒜茸、鴨脯，濺入紹酒，加淡湯。

6、調入味精、精鹽、老抽、蠔油、白糖適量，下山竹煲湯。

7、煲後取起，把鴨脯放在碗內，鳳果放在鴨脯面上，連汁蒸透。

8、傾出原汁，覆轉放於碟中。

9、用花生油起鍋，加入原汁、淡二湯（100 克）、胡椒粉、味精和濕澱粉打芡。

10、再加老抽、麻油、包尾油拌匀，淋在鴨脯面上。

健康叮嚀

1、選購山竹要選果軟的新鮮山竹，否則可能會買到死竹。挑選方法：手指按壓表殼，用力之後表皮仍不凹陷，表示山竹不宜吃。

2、剝殼要小心，注意不要將果殼的汁然在白色果肉裡，影響口味。

3、山竹含有清涼降噪解熱的功能，能克榴槤之燥。但是不能與一些寒涼的食物同食。

4、雖然一般人都可食用山竹，但每天吃3個足矣。因含糖分較高，肥胖者宜少吃，糖尿病者更應忌食。它亦含較高鉀質，故腎病及心臟病人應少吃。

食遍天下

在泰國，人們將榴槤山竹視為「夫妻果」，如果吃了過多榴槤上了火，吃上幾個山竹就能緩解。

在本書中，我們談到了人們對好食物的定義，營養、健康、自然是三個主要的方面。

在《西遊記》中，孫悟空大鬧王母娘娘的蟠桃盛會，相信大家都有印象。傳說，王母娘娘居住在中國西方的崑崙山，她種植了一方蟠桃園，裡面種植的蟠桃樹有三千六百株，幾千年才會成熟一次。吃了蟠桃，不僅可以增進仙術，而且可以美容養顏。所以每年的農曆七月十八日王母蟠桃會上，許多神仙都會趨之若鶩。也難怪，千年成熟的蟠桃一朝被孫猴子鬧翻，王母娘娘會發那麼大的火了。

前幾年，韓劇正行，很多人都迷戀於明星們的姣好面容和保養方法。有記者採訪這些明星，發現她們經常把水果當成零食來食用。例如《大長今》的李英愛，就喜歡吃葡萄，在空閒的時候，如果感到饑餓，又要保持身材，李英愛經常會買葡萄吃。不僅可以解饞，而且葡萄的脂肪含量低，營養卻豐富，真是一舉三得。

對於年輕人來說，尤其是對年輕的女性朋友來說，既不用節食，又可以保持自身的面容美麗和身材傲人的食物才是她們的最愛。

你所不知道的水果的妙用

1、過度用腦 • 香蕉。

過度用腦導致人體內維生素、礦物質及熱量缺乏，除了大腦疲憊，還常常感到情緒低落。此時補充香蕉可提供所需營養物質並緩解消極情緒。由於過度用腦消耗多種維生素，因此營養師建議同時補充善存等多維生素片。

2、過度用眼 • 番木瓜。

長時間盯著電腦螢幕或電視螢幕，過度用眼，則視網膜感光所依靠的關鍵物質維生素A大量消耗，眼睛感到乾燥、疼痛、怕光，甚至視力下降。此時就需要食用可提供大量維生素A的番木瓜。

3、牙齦出血 • 獼猴桃 。

牙齦健康與維生素C息息相關。缺乏維生素C的人牙齦變得脆弱，常常出血、腫脹，甚至引起牙齒鬆動。獼猴桃的維生素C含量是水果中最豐富的，因此是最有益於牙齦健康的水果。

4、心臟病史 • 葡萄柚。

膽固醇過高嚴重影響心血管健康，尤其有心臟病史者，更要注意控制體內膽固醇指標。葡萄柚是醫學界公認最具食療功效的水果，其瓣膜所含天然果膠能降低體內膽固醇，預防多種心血管疾病。

5、長期吸煙 • 葡萄。

長期吸煙的肺部積聚大量毒素，功能受損。葡萄中所含有效成分能提高細胞新陳代謝率，幫助肺部細胞排毒。另外，葡萄還具有祛痰作用，並能緩解因吸煙引起的呼吸道發炎、癢痛等不適症狀。

6、肌肉拉傷 • 鳳梨。

肌肉拉傷後，組織發炎、血液循環不暢，受傷部位紅腫熱痛。鳳梨所含的鳳梨蛋白酶成分具有消炎作用,可促進組織修復，還能加快新陳代謝、改善血液循環、快速消腫，是此時身體最需要的水果。

7、預防皺紋 • 芒果。

若皮膚膠原蛋白彈性不足就容易出現皺紋。芒果是預防皺紋的最佳水果，因為含有豐富的β—胡蘿蔔素和獨一無二的酶，能激發肌膚細胞活力，促進廢棄物排出，有助於保持膠原蛋白彈性，有效延緩皺紋出現。

8、供氧不足 • 櫻桃。

容易疲勞在多數情況下與血液中鐵含量減少，供氧不足及血液循環不暢有關。吃櫻桃能補充鐵質，其中含量豐富的維生素C還能促進身體吸收鐵質，防止鐵質流失，並改善血液循環，幫助抵抗疲勞。

什麼職業吃什麼水果

• 柿子：疲憊不堪的體力勞動者和司機。因為疲勞在多數情況下是因為缺血造成的，而柿子裡含有很多鐵元素，可以刺激血紅蛋白的生成，可以幫助經常吸入廢氣的司機排除體內的毒素。

• 鳳梨：很適合運動員。它有消炎和消腫的作用，能改善血液循環，促進肌腱炎症和外傷的康復。

• 香蕉：適合服務員。香蕉可以令服務員對消費者的態度更好一些，它能緩和緊張的情緒，提高工作效率，降低疲勞。

• 梨：經常坐在電腦前的白領應該多吃，因為它含豐富的維生素A、E和B2，對眼睛有益。

• 獼猴桃：老人和孩子可以多吃一些，因為其維生素C的含量是柳丁的兩倍，可以更好地提高抵抗力，避免感染疾病。

• 葡萄：有祛痰作用，咳嗽的時候可以吃點，但糖尿病患者不宜食用。

• 芒果：適合女性。含有豐富的胡蘿蔔素β和獨一無二的酶，可以令皮膚富有彈性，並且延緩皺紋生成，最適合愛美的女性。

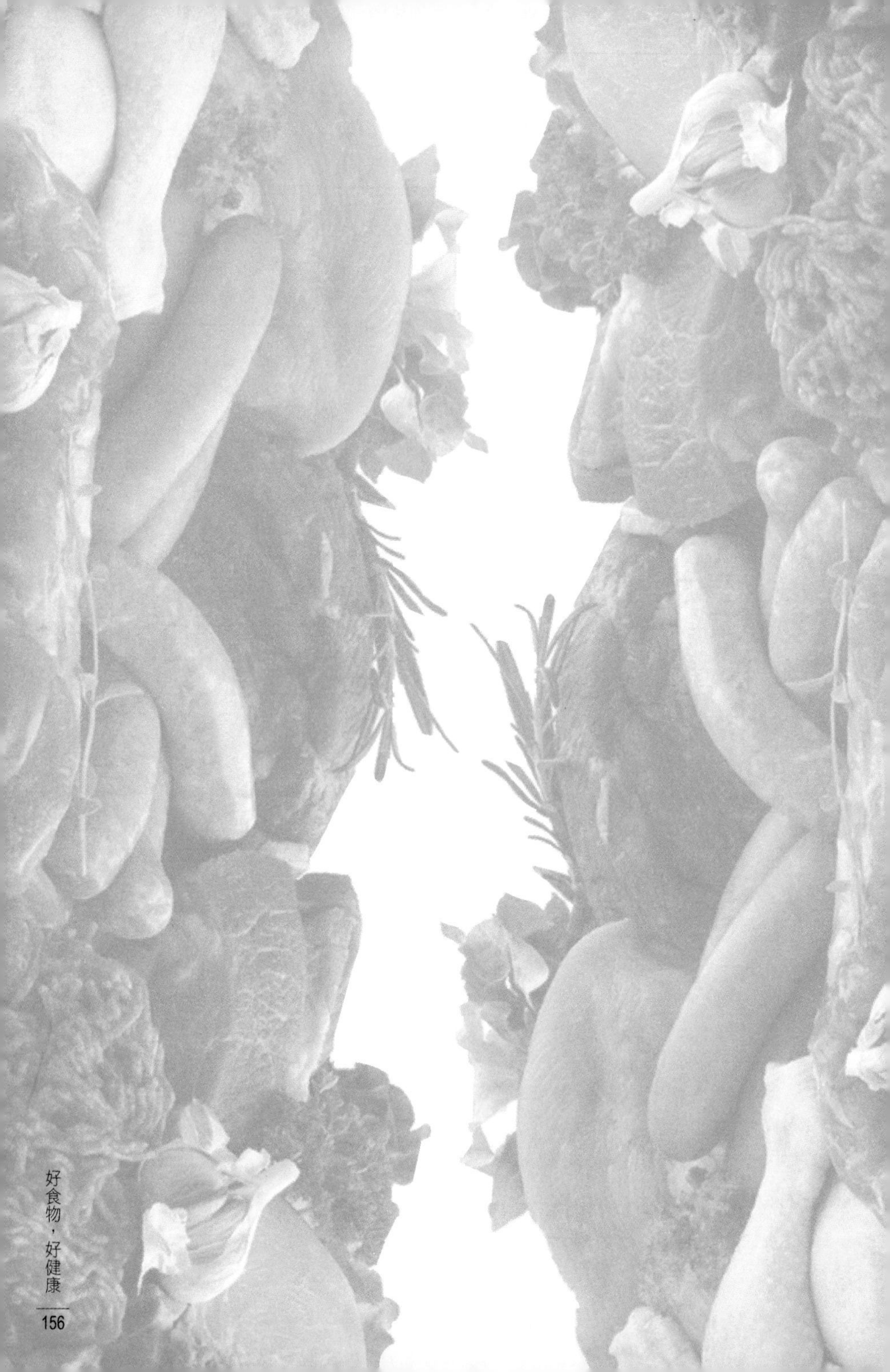

第三章
好食物の肉類篇

你是肉食主義者嗎？來做個小測試吧！

1. **生命總是以各種姿態出現在我們面前，幻化出各種色彩，或者醜惡或者美麗。以下那種顏色你認為代表生命的顏色？**

A. 憂鬱的藍。　B. 活力的綠。　C. 激情的紅。

2. **為老闆盡忠盡責的你，被告知將有一個禮拜的休假，許久沒有跟家人一起旅遊的你會選擇以下哪個地方開始你的度假之旅呢？**

A. 只要跟家人在一起，無論去哪都無所謂。
B. 曲徑通幽、花香鳥語的叢林。
C. 風景如畫的海灘。

3. **好友拉你出去 SHOPPING，大肆採購一番後你感到飢腸轆轆，你會選擇：**

A. 到中式餐館來一份分量十足的中華料理。
B. 環境優雅的日式迴轉壽司廳。
C. 台灣奶茶店喝杯奶茶，外加誘人的美式薯條。

4. **細數你最愛的菜式，你總會發現特別之處：**

A. 沒有肉？天哪，這怎麼可能？
B. 很多的菜式都是以炒為主，光吃肉會膩。
C. 不愛吃菜，也不喜歡吃肉，吃不吃飯對我來說都一樣。

5. **如果在街頭看見有樂隊在進行露天表演，你的態度是？**

A. 真是無聊的一群人，浪費生命，快步走回家去。
B. 反正也是一種音樂欣賞，陶冶一下情操也好，會駐足觀看。
C. 摩拳擦掌，興趣正濃，想上去和他們一起表演。

6. **如果，你是一隻美麗的蝴蝶，正在半空中翩翩起舞，感到累了，這時的你會選擇停留在花園裡的哪朵花上呢？**

A. 嬌豔欲滴，鮮豔奪目的大朵富貴牡丹。
B. 淡雅清麗，婉約如詩的潔白曼陀羅。
C. 隱祕激情，象徵愛情的絢麗紅玫瑰。

請拿好紙記錄下你的答案，如果 A 項較多，歡迎您進入我們的肉食者樂園，一起來看看肉食帶給您的無窮魅力吧！

鴿肉

一鴿勝九雞

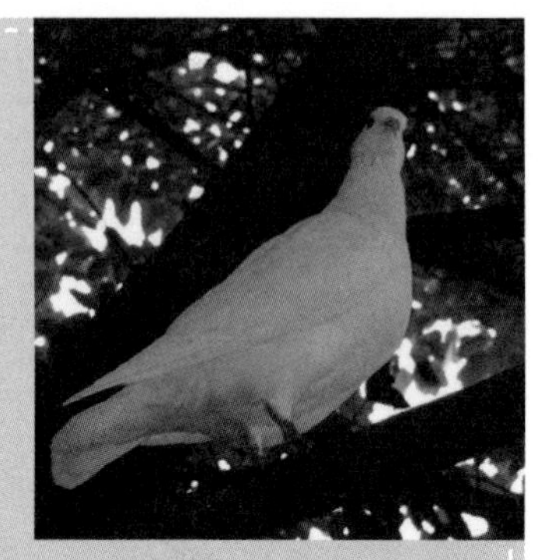

鴿子，又名白鳳，亦稱家鴿、鵓鴿。鴿肉的營養價值極高，既是名貴的美味佳餚，又是高級滋補佳品。它的蛋白含量遠超過兔、牛、豬、羊、雞、鴨、鵝和狗等肉類，所含蛋白質中有許多人體必需的氨基酸，且消化吸收率高，是人類理想的食品。民間有「一鴿勝九雞」的說法。

健康密碼

鴿肉不但營養豐富，還能預防疾病，具有一定的保健功效。「鴿羽色眾多，唯白色入藥」，《本草綱目》如是說。從古至今中醫學認為鴿肉有補肝壯腎、益氣補血、清熱解毒、生津止渴等功效。現代醫學認為，鴿肉壯體補腎、健腦補神，有提高記憶力，降低血壓，調節血糖的妙用。人們還認為它具有補益腎氣、強壯性機能的作用，是扶助陽氣的上品之選。

點食成金

一、炸乳鴿

主料：500 克乳鴿 1 隻、雞蛋 1 個。

輔料：澱粉、麵包屑、砂糖、鹽、蔥薑、花椒鹽、醬油、黃酒、花生油或豆油各適量。

製作：

1、將乳鴿去毛，除內臟洗淨去其血水後，從脊背處一分為二，放入沸水中煮約 10 分鐘左右，取出待其涼透。

2、用鹽、醬油、糖、酒、蔥、薑末混合製作調料，翻轉鴿體兩次以保證鴿肉內外都浸入調料。時間掌握在 1 小時為宜。

3、將打碎的雞蛋加澱粉混成糊狀後，均勻塗抹在鴿體皮上，之後撒麵包屑。

4、將最初步加工的鴿肉放入油鍋裡炸至體表呈金黃色，即可裝盤蘸花椒鹽食用。

3、將麻油、黑醋、糖均勻調和倒入鍋中後盛起，撒上松子即可。

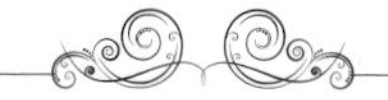

二、清蒸乳鴿

主料：500 克乳鴿 1 隻。

輔料：金針菇、木耳、香菇、火腿、薑、蔥、酒、鹽及生油各適量。

製作：

1、金針菇洗淨後放入溫水中浸泡些許時間備用。

2、木耳洗淨後放入溫水中浸泡些許時間備用。

3、香菇浸軟洗淨待用。

4、蔥、薑切成碎末。

5、乳鴿去毛去內臟洗淨，切成 4 片，加入蔥、薑、酒、鹽，醃半小時。

6、將醃好的鴿塊放在盆中。

7、金針菇、木耳、香菇放在沸水的蒸籠中，約蒸 12~15 分鐘，取出淋上一些麻油，即可食用。

8、蔥、薑切成碎末，金針菇、木耳、香菇洗淨待用。

9、將乳鴿切塊，加入蔥、薑、酒、鹽，醃半小時。

10、醃好的鴿肉塊同金針菇、木耳、香菇放入蒸籠中，約 12~14 分鐘，起鍋淋上一些麻油。

健康叮嚀

鴿肉一般人皆可食用。老年人、孕婦、體虛病弱的人尤其適用。

食遍天下

佛經中有佛陀救鴿的故事。一隻被老鷹追趕的鴿子鑽進了佛陀的袖中。佛陀為了保護鴿子免受鷹的吞食，割自己的肉供鷹享用，顯示了偉大的犧牲精神。

龜肉

免疫力好身體

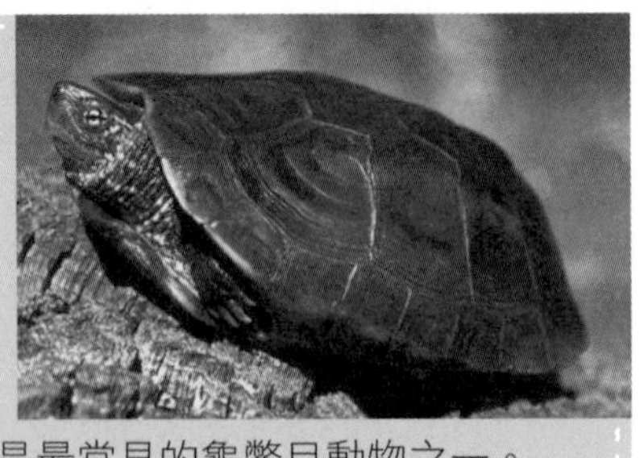

烏龜別稱金龜、草龜、泥龜和山龜等，在動物分類學上隸屬於爬行綱、龜科、龜亞科，是最常見的龜鱉目動物之一。中國各地幾乎均有烏龜分佈，但以長江中下游各省的產量較高，廣西各地也都有出產，尤以桂東南、桂南等地數量較多。國外主要分佈於日本和朝鮮。

健康密碼

烏龜肉可以益陰補血、治久嗽咯血、久瘧、血痢、腸風痔血、筋骨疼痛等症狀。龜肉營養豐富，含豐富蛋白質、礦物質等，烏龜蛋白有一定的抗癌作用，能抑制腫瘤細胞，並可增強機體免疫功能。龜肉還可治濕痹、風痹、筋骨疼痛、久年寒咳、夜多小便、小兒遺尿、子宮脫垂等疾。

點食成金

一、冬蟲夏草燉龜肉

主料：冬蟲夏草 30 克、烏龜 250 克、北沙參 90 克。

輔料：鹽 3 克、味精 2 克。

製作：

1、把龜放入小盆內，加熱水使其自行排盡屎尿。

2、撈出龜後剁去首、足，去掉龜殼。

3、除去內臟，清洗 2 ～ 3 次備用。

4、將冬蟲夏草用溫水浸泡 20 分鐘備用。

5、將沙參用文水浸泡約 20 分鐘備用。

6、將冬蟲夏草和沙參洗淨後同龜一同放入燉盅內，加開水適量，文火隔水燉至龜肉熟透。

二、烏龜玉米鬚湯

主料：烏龜 700 克。

輔料：玉米鬚 100 克。

製作：

1、放入小盆內，加熱水使其自行排盡屎尿。
2、撈出龜後剁去首、足，去掉龜殼。
3、除去內臟，清洗 2 ～ 3 次備用。
4、將龜甲、龜肉與玉米鬚一起放入瓦鍋內。
5、加清水適量，慢火熬煮至熟即可。

健康叮嚀

1、不宜與酒、果、瓜、豬肉、莧菜同食。
2、適宜氣血不足，營養不良，勞瘵骨蒸，肺結核久嗽咯血之人食用。
3、適宜婦女產後體虛不復，脫肛或於宮脫垂，煮食龜肉，有促進恢復之效。
4、適宜癌症患者及放療化療後，出現氣陰兩傷，低燒潮熱，心煩失眠，掌心熱，口乾咽乾，舌紅苔少之人食用。
5、適宜多尿之人，或虛弱小兒遺尿者食用；適宜糖尿病人，或久瘧不愈者食用。

食遍天下

古人認為一些「神龜」的壽命長達幾千年至一萬年，因而也有了先知先覺的本領，所以上古時又用龜甲來占卜，把文字刻在龜甲上。《述異記》云：「龜千年生毛，壽五千年謂之神龜，萬年為靈龜。」《淮南子· 說林訓》：「必問吉凶於龜者，以其曆歲久矣。」敬龜文化迄今仍在日本綿延。

人類食用龜肉歷史已久，戰國時代的《山海經》中就有吃龜的記載。烏龜肉、湯和蛋都是傳統美食，一向被人們當作美味佳餚，而且又是高蛋白、低脂肪、富含多種維生素和氨基酸，並具有醫藥效果的高級營養食品。

鹿肉

純天然的健康之選

鹿肉是高級野味，肉質細嫩、味道美、瘦肉多、結締組織少，可烹製多種菜肴。

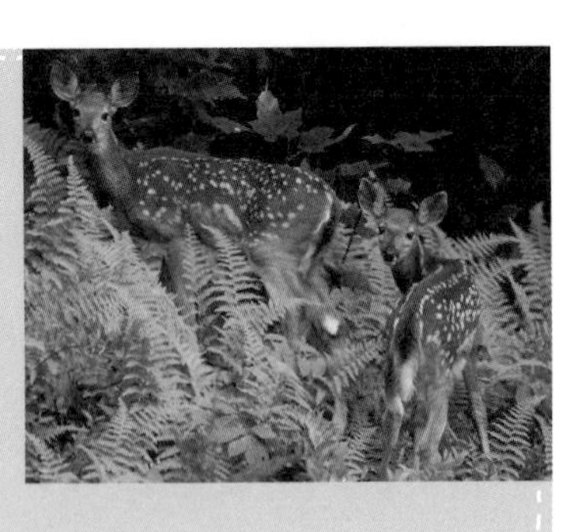

健康密碼

中醫認為，鹿肉屬於純陽之物，補益腎氣之功為所有肉類之首，故對於新婚夫婦和腎氣日衰的老人來說，鹿肉是很好的補益食品，對那些經常手腳冰涼的人也有很好的溫煦作用。鹿肉具有高蛋白、低脂肪、含膽固醇很低等特點，含有多種活性物質，對人體的血液循環系統、神經系統有良好的調節作用。

點食成金

一、鹿肉丁

主料：鹿肉180克、筍丁50克、油40克、蛋清15克、水團粉25克。

輔料：白糖10克、鹽少量、味精1.5克、料酒10克、醋、醬油、辣油、豆瓣醬、高湯少許。

製作：

1、按1釐米見方的大小將鹿肉切丁。

2、將鹿肉丁用雞蛋、水團粉、鹽漿好，再用辣豆瓣醬抓一抓，用溫油和開，筍丁用水汆一下。

3、將白糖、醋、鹽、醬油、味精、料酒、水團粉、高湯兑成汁。

4、熱鍋打底油，倒入主、輔料翻炒幾下，再倒入兑好的汁翻炒幾下，澆辣油出鍋即成。

二、五彩鹿肉絲

主料：鹿肉 200 克。

輔料：青椒絲、冬筍絲、香菇絲、火腿絲、蛋皮絲各 25 克，雞蛋清 10 克、紹酒 10 克、味精 5 克、雞油 5 克、澱粉 10 克、花生油 500 克（耗油 50 克）。

製作：

1、順鹿肉橫紋將鹿肉切成均勻的細絲，放入雞蛋清、小蘇打、澱粉漿好，炒鍋燒熱放油燒溫，放人鹿肉絲過油滑透撈出。

2、炒鍋油熱用蔥、薑炮鍋，放入鹿肉絲，加入切好的青椒絲、冬筍絲、香菇絲、火腿絲、蛋皮絲，調入味精、紹酒、精鹽等一起翻炒。待熟後淋上雞油盛盤即可。

健康叮嚀

1、有外傷或有感染發熱以及陽盛上火之人不宜食用。

2、鹿肉屬紅肉之列，多食、久食對預防腸胃疾病不利。

3、新婚夫婦、腎氣日衰的老人尤為適用。

食遍天下

《紅樓夢》裡有一回描寫了吃鹿肉的場景：賈母準備留到晚上給寶玉；湘云準備拉著寶玉一起吃；黛玉因為脾胃不好，不能吃；寶釵慫恿寶琴等幾個姐妹去嘗嘗，而自己卻不吃；探春、平兒、鳳姐三個倒是好性情，該吃就吃。現代的淑女，妳會選擇做誰呢？

驢肉

天上龍肉，地下驢肉

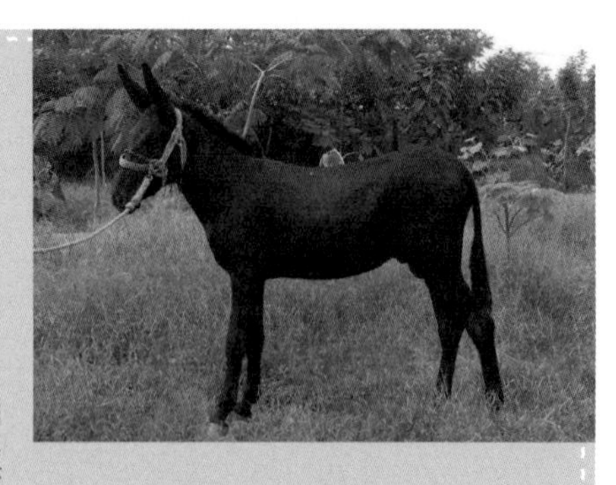

從營養學和食品學的角度看，驢肉比牛肉、豬肉口感好、營養高。此外，驢肉的不飽和脂肪酸含量，尤其是生物價值特高的亞油酸、亞麻酸的含量都高於牛肉和豬肉。

健康密碼

驢肉具有「兩高兩低」的特點：高蛋白，低脂肪；高氨基酸，低膽固醇。對動脈硬化、冠心病、高血壓有著良好的保健作用。另外還含有動物膠，骨膠朊和鈣等成分，能為老人、兒童、體弱者和病後調養的人提供良好的營養補充。中醫認為，驢肉性味甘涼，有補血益氣，滋腎養肝、息風安神和止血之功效。驢肉對於積年勞損，久病之後的氣血虧虛，短氣乏力，倦怠羸瘦，食欲不振，心悸眼差，陰血不足，風眩肢攣，不寐多夢、宮能性子宮出血和出血性紫癜等症也有極好的治療作用。

點食成金

一、長治臘驢肉

主料：鮮驢肉 15 公斤 。

輔料：每 15 公斤生肉加花椒 35 克、大料 35 克、茴香 35 克、食鹽 300 克。

製作：

1、按部位把肉分成 1 ～ 2 千克的肉塊，用清水浸泡 12 小時。

2、洗淨後放入 90℃清水鍋內，加調料（每 15 公斤生肉加花椒 35 克、大料 35 克、茴香 35 克、食鹽 300 克），滾煮 3 ～ 4 個小時。

3、出鍋晾涼後將肉按部位依次放入盛有老湯的砂鍋，上壓小石塊，燉煮 12 個小時（其間不斷加湯）即可出鍋。

二、驢肉煲湯

主料：驢肉300克、驢骨頭200克、香蔥2棵、生薑1塊、大料適量。

輔料：香油2小匙、料酒1大匙、胡椒粉2小匙、精鹽2小匙、味精1小匙。

製作：

1、驢肉和驢骨頭用清水洗淨，香蔥洗淨打結，生薑洗淨拍松，香菜洗淨切末。

2、將驢肉、驢骨頭放入大鍋中加香蔥結、生薑、大料同煮，至肉爛時撈出切片。

3、待湯汁呈乳白時，再放入驢肉片燒開，加精鹽、味精、胡椒粉、料酒、香油即可。

健康叮嚀

1、挑選熟驢肉先要看包裝，包裝應密封、無破損、無脹袋，注意熟肉製品的色澤，儘量不要挑選色澤太豔的食品，因為色澤太豔可能是人為加入的合成色素或發色劑亞硝酸鹽造成的。

2、驢肉烹調忌芥末。

3、孕婦、胃虛寒、慢性腸炎、腹瀉者最好不要食用。

食遍天下

「天上龍肉，地上驢肉」，自從最後兩隻龍在夏朝被人吃了一條、死了一條以後，就只有屠龍術流傳下來。而驢則在千百年間，繁衍生息，讓人吃也吃不完，堪稱人間第一美食。宋朝學士宋祁路過洛陽，在友人處盤桓數日，詩酒唱和之餘，大食驢肉，最後竟吃紅了眼，竟將代步的驢也殺來食之，可見驢肉之美味。

馬肉

筋骨腰脊全靠它

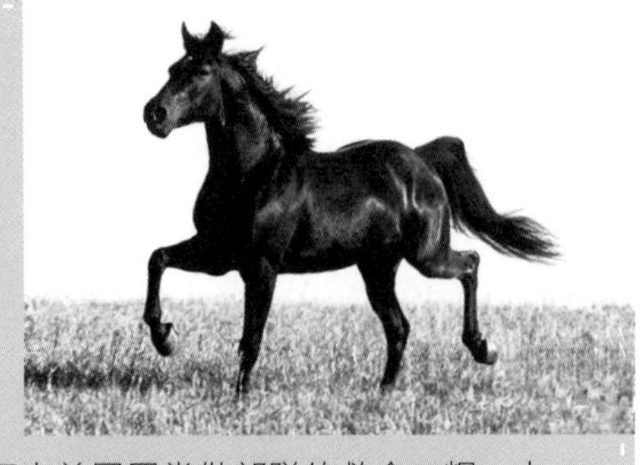

馬肉在槍彈問世以前曾是遊牧民族經常食用的肉食之一，在中國已有5000多年的食用史。戰爭年代，馬匹在危急情況下也曾屢屢當做部隊的救命口糧。由於馬的數目並不多，因此算不上是普遍的肉類，然而馬肉的品質比雞肉或牛肉，含有更高價的蛋白質，有很高的食用價值。

健康密碼

食用馬肉可以除熱，下氣，長筋骨，強腰脊，治寒熱痿痹。因為富含蛋白質、維生素及鈣鐵、磷、鎂、鋅、硒等礦物質，馬肉還有滋補肝腎，強筋健骨之的功效。馬肉脂肪的品質優於牛、羊、豬的脂肪，其脂肪近似於植物油，含有的不飽和脂肪酸可溶解掉膽固醇，對預防動脈硬化也有特殊作用。

點食成金

因為在煮或炒會有泡沫產生，且會發出惡臭，很多人不喜歡馬肉的味道而敬而遠之。馬肉宜以清水漂洗乾淨，除盡血水後煮熟食用，不宜炒食。哈薩克牧民的處理辦法是，在初冬時節，將新鮮的馬肉切條晾乾，用於過冬儲存。嚴寒的冬夜裡，食用馬肉火鍋可使身體暖和，配以可促進消化纖維質含量頗多的蘑菇、牛蒡及具有獨特香味的茼蒿等材料，使用加入薑汁來調味，即可將馬肉的腥味去除，達到食用的目的。

一、馬肉米粉

主料：馬肉、米粉各適量。

輔料：鹽、胡椒粉、蔥花、芫荽、花生油、辣椒醬和蒜末各適量。

製作：

1、將洗淨的馬肉切成條狀，拌好鹽、胡椒粉調料等配料，放在缸裡醃3～5天。

2、將醃好的肉放入馬肉米粉所用的米粉水鍋裡涮一下，再放北風天裡晾10天左右。用時再用溫水洗去灰塵，然後去油，撈起切成薄片，就可以食用了。
3、用來制馬肉米粉的米粉，盤力要格外好，色澤白亮，一碗米粉只能有一個條，長度在一米以上，並用人工繞成團。做這種米粉的成本較一般米粉高4～8倍。
4、將繞成小團的米粉放在笊籬內，入滾沸的馬骨湯內，然後連湯一起盛在碗內，放上馬肉，撒上蔥花、芫荽，淋上花生油，放少許辣椒醬和蒜末就可食用了。米粉要燙熱，吃起來才有味道。

健康叮嚀

古代文獻中稱馬肉有毒，《隨息居飲食譜》云：「馬肉辛苦冷，有毒，食杏仁或蘆根汁解之。其肝，食之殺人」。患痢疾、孕婦忌食馬肉。另外，生薑、豬肉、木耳與馬肉同食易得霍亂。

食遍天下

今時今日，我們聽過「掛羊頭賣狗肉」，其實古代早已有「掛牛頭賣馬肉」的故事。齊靈公喜歡婦女穿扮男人服飾，於是全國女人都穿上了男式服裝。齊靈公不喜，下令，禁止女人穿著男性服飾，但女人們依舊如常地穿著男子的衣服。晏子告訴齊靈公，你在宮外禁止，在宮內卻提倡，豈不是掛牛頭賣馬肉？於是齊靈公下令，宮內婦人也一律不准穿著男性服裝，繼而此風得煞。

蛇肉

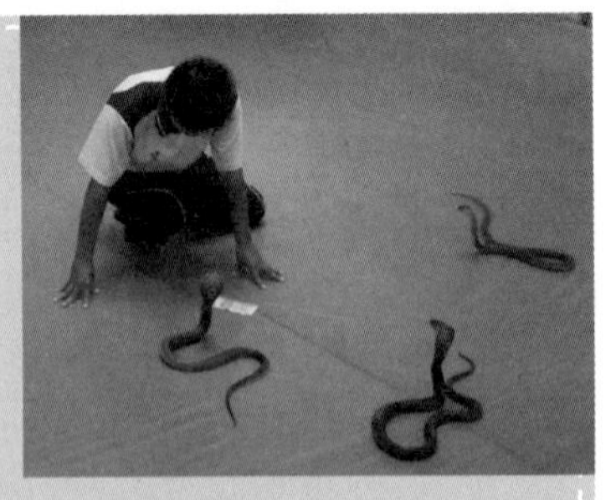

趕時尚吃蛇肉

近年來，食蛇肉已成為一種時尚。作為美容食材，蛇中以烏蛇為佳。蛇肉細嫩鮮美，古有「作膾食之」的記載。今人烹蛇已成佳餚，食之有祛風除濕、活血祛瘀、消腫止痛、解毒潔膚的作用。

健康密碼

蛇肉含有增強人腦細胞活力的谷氨酸，還有能夠解除人體疲勞的天門冬氨酸等營養成分，是腦力勞動者的良好食物。其蛋白質中含人體必需的八種氨基酸，而膽固醇含量很低，對防治血管硬化有一定的作用，同時有滋膚養顏、調節人體新陳代謝的功能。蛇肉中以蛋白質融合形式存在的鈣、鎂等元素，對預防心血管疾病和骨質疏鬆症、炎症或結核是十分必要的。蛇肉含有豐富的營養成分，脂肪中含有亞油酸等成分，而膽固醇含量則低於豬肝、雞蛋等，對防治血管硬化等有一定作用。

點食成金

一、水蛇粥

主料：水蛇 1 ～ 2 條，薏米 60 克（粳米亦可）。

製作：

1、蛇去骨並取淨蛇肉切片。

2、薏米淘淨，放適量清水，煮至爆開時，再加入蛇肉片同煮。

3、放適量食鹽調味，以口味清淡為宜。

特點：清熱除濕、健脾、防痱。

二、香燜龍鳳翅

主料：蛇段 250 克、雞翅 250 克、素油 60 克、乾香菇 4 個。
輔料：蔥、薑、蒜末各少許，醬油、食鹽、紅糖、黃酒各適量。
製作：

1、將香菇切成小塊兒備用。
2、蛇段、雞翅及蔥、薑、蒜末共同炒熱後，加水 150 克，醬油 30 克、白酒 20 克、紅糖 15 克、食鹽少許，翻拌均勻後蓋上鍋蓋。
3、以文火慢煮至蛇、雞翅能用筷子插穿時，加入香菇塊和浸泡香菇的水再煮，直至將水熬乾即可出鍋。

健康叮嚀

1、蛇肉鮮美，但夏季應忌食溫性蛇肉，否則收不到解熱的效果。
2、蛇肉可能含有細菌和寄生蟲，可能會威脅胎兒健康，所以孕婦慎食。
3.、疾、瘡瘍者忌食。
4、適合風濕痹症，肢體麻木，過敏性皮膚病，脊柱炎、骨結核、關節結核、淋巴結核及末稍神經麻痹者食用。

食遍天下

相傳秦朝末年，劉邦帶領一群貧苦農民，舉起反秦的義旗，來到芒湯山。劉邦見一身如大樑的白蛇，揮劍將其斬為兩段。夜裡白蛇給劉邦托夢說：「主公，你今天殺了我，何時還命呢？」劉邦隨口推說：「這裡高山野嶺哪有命還？平地（帝）還命罷。」白蛇說：「你今天欠下的賬總有一天要還的。你斬了我的頭，我就篡你的頭，斬我的尾巴我就篡你的尾，現在你把我腰斷兩截，我就在中間平帝時，篡你的朝。」所以西漢傳到平帝，白蛇轉為王莽，殺了漢平帝，篡了漢朝。後經光武中興，平滅了王莽，才又恢復了漢室。

兔肉

美麗容顏的首選肉食

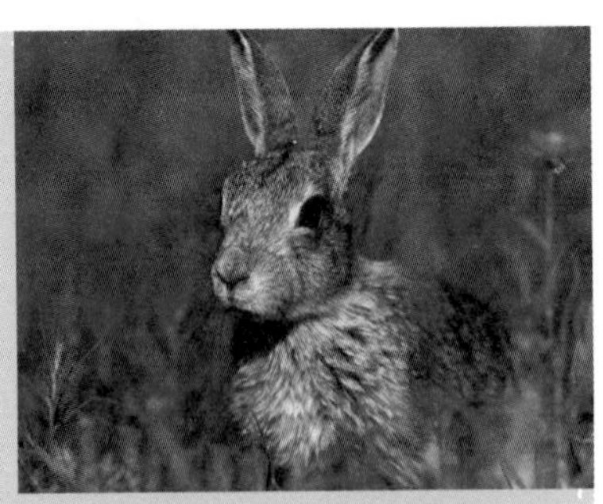

兔肉包括家兔肉和野兔肉兩種，家兔肉又稱菜兔肉。兔肉屬高蛋白質、低脂肪、少膽固醇的肉類，質地細嫩，味道鮮美，與其他肉類相比，具有很高的消化率（可達85%），食後容易被消化吸收，這是其他肉類所沒有的。因此，兔肉極受消費者的歡迎。

健康密碼

1、兔肉富含大腦和其他器官發育必不可少的卵磷脂，有健腦益智的功效。

2、經常食用可保護血管壁，阻止血栓形成，對高血壓、冠心病、糖尿病患者及肥胖者有益處，並能增強體質，健美肌肉。它還能保護皮膚細胞活性，維護皮膚彈性。

3、兔肉中含有多種維生素和8種人體必需的氨基酸，含有較多人體最容易缺乏的賴氨酸、色氨酸，因此，長食兔肉防止有害物質沉積，讓兒童健康成長，助老人延年益壽。

點食成金

一、兔肉火鍋

主料：淨兔肉750克。

輔料：白菜500克、濕粉絲250克、紹酒巴25克、鹽10克、薑2片、蔥結1只、熟醬油50克、辣醬油50克、鮮湯1000克。

製作：

1、將兔肉按4釐米的大小切塊，放入開水鍋中撩一下即取出。

2、放入炒鍋，加清水1500克、蔥結、薑片，加蓋燒沸後撇去浮沫，加酒燜燒至肉熟。

3、將白菜切成5釐米長的小條，入開水鍋焯熟取出。

4、將濕粉絲洗淨。

5、白菜與粉絲入火鍋中煮 3 ~ 5 分鐘，再放入熟兔肉塊，倒入兔肉湯。備鮮肉湯 1000 克，作添加用。加鹽、味精，加蓋，點燃火鍋燒沸後即可食用。熟醬油和辣醬油各添上 1 小碟，就可食用了。

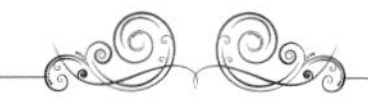

二、油爆兔肉

主料：淨兔肉 300 克。

輔料：熟花生油 500 克（實耗 75 克）、花生仁 75 克、澱粉 30 克、蛋清 50 克、味精 1 克、精鹽 3 克、蒜片 10 克、醋 1 克、芝麻油 10 克、蔥片 10 克、薑末 5 克、芝麻面 5 克、雞湯 50 毫升。

製作：

1、按 1 釐米見方將兔肉切丁，並放入瓷碗內。加蛋清、精鹽、澱粉、5 克芝麻油，攪拌均勻，上漿。

2、溫水泡好的花生米，去淨皮後，放入油鍋中，炸至金黃色後，撈出，入碗，撒少許鹽，拌勻。

3、將精鹽、味精、香醋、澱粉、5 克芝麻油，勾兑成調味芡汁。

4、炒鍋燒熱，放入熟花生油，在其三成熱時，投入兔肉丁散開滑透撈出，瀝油。原炒鍋留底油 50 克，下入蔥片、蒜片、薑末炒至起香，放入兔肉丁、花生仁、烹入兑好的調味粉芡汁，翻炒焙好的芝麻面，即可。

健康叮嚀

1、選擇兔肉要挑選顏色鮮紅、手感軟嫩、肉質堅而細，富有彈性的。

2、兔肉性偏寒涼，不能與雞心、雞肝、獺肉、桔、芥、鱉肉同食。孕婦及經期婦女、有明顯陽虛症狀的女子、脾胃虛寒者也不宜食用。

食遍天下

兔肉性涼味甘，在國際市場上享有盛名，被稱為「保健肉」、「葷中之素」、「美容肉」、「百味肉」等。

蟶子

大眾化的營養之選

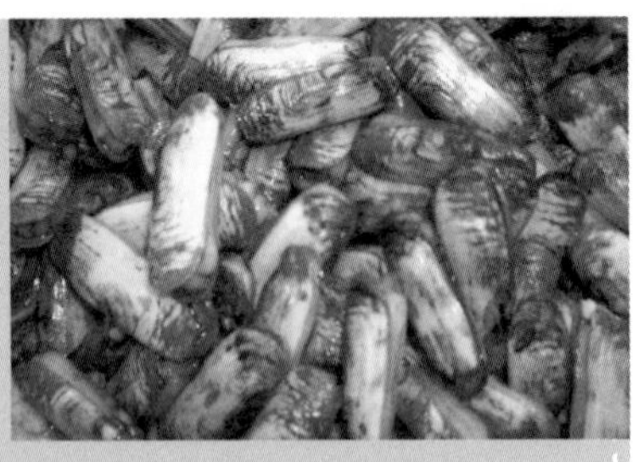

蟶子學名縊蟶，屬軟體動物，最有名的當屬「長街蟶子」。因其形狀狹而長如中指，一名西施舌，極言其美。蟶子的肉很好吃，並且價格也很便宜，是一種大眾化的海產食品。在沿海，尤其是浙江和福建兩省，都有人工方法養殖的蟶子，是夏季的時令美味。

健康密碼

蟶肉味甘鹹、性寒，入心、肝、腎經；具有補陰，清熱，除煩，解酒毒等功效；對產後虛損，煩熱口渴，濕熱水腫，痢疾，醉酒等有一定治療作用。

蟶子肉富含碘和硒，是甲狀腺功能亢進患者、孕婦、老年人良好的保健食品。蟶子含有鋅和錳，常食蟶子有健腦益智的作用。蟶肉還有清熱、解酒的功效，對放射療法、化學療法後產生的口乾煩熱等症有一定的緩解。

點食成金

一、脆皮蟶子

主料：淨蟶肉 200 克。

輔料：蛋黃一個、澱粉 20 克、麵粉 40 克、水 10 克、泡打粉 3 克、沙拉油 1500 克（約耗 100 克）、鹽 2 克、味精 2 克、料酒 4 克、清湯 10 克、香油 5 克、蔥、薑絲各 10 克。

製作：

1、將兔肉按 4 釐米的大小切塊，放入開水鍋中撩一下即取出。

2、放入炒鍋，加清水 1500 克、蔥結、薑片，加蓋燒沸後撇去浮沫，加酒燜燒至肉熟。

二、韭黃燒蟶子

主料：鮮蟶肉 250 克。

輔料：精鹽 3 克、清湯 50 克、花生油 50 克、韭黃 100 克、紹酒 2 克、芝麻油 5 克。

製作：

1、洗淨蟶肉並控水，韭黃摘去黃葉洗淨，按 3 釐米長度切段，將韭黃白與葉分開放盤內。

2、炒鍋內加入花生油，大火燒至八成熱時，將韭黃白和蟶子肉下鍋快速翻炒，隨即加入清湯、精鹽、紹酒、味精和韭黃葉略微翻炒，淋上芝麻油，裝盤即成。

健康叮嚀

1、買蟶子要挑那種表面乾燥的買。表面鮮亮、顏色淺淡、花紋清晰的往往為佳品。

2、脾胃虛寒、腹瀉者應少食。

食遍天下

據傳，某人瀕海而居，一次去山區走親戚，帶了半籃蟶子作為禮物。回來後，他在電話裡問：「上次帶去的蟶子味道怎麼樣？」他的親戚猶豫了一下，答道：「味道還不錯，那個殼特別鬆脆，就是肚腸多了點。」雖然蟶子在沿海是大眾化的海產，在山區可是不多見哦。

干貝

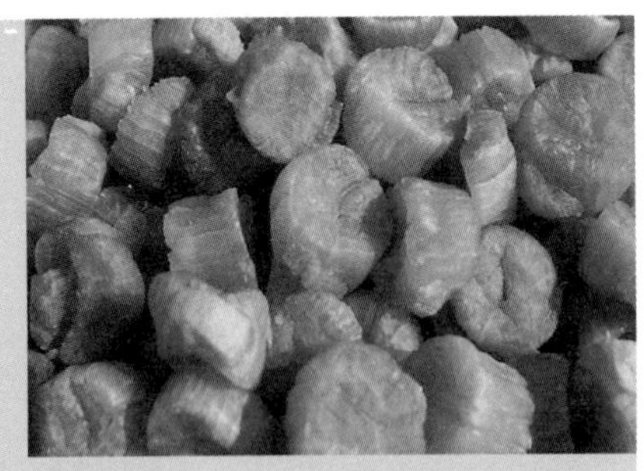

魚翅燕窩不如干貝一顆

干貝是以江珧扉貝、日月貝等幾種貝類的閉殼肌乾制而成，是中國著名的海產「八珍」之一，其味道、色澤、形態與海參、鮑魚不相上下，是名貴的水產食品。古人曰：「食後三日，猶覺雞蝦乏味。」可見干貝之鮮美非同一般。

健康密碼

干貝性平，味甘、鹹；具有滋陰、補腎、調中、下氣、利五臟之功效；治療頭暈目眩、咽乾口渴、虛癆咳血、脾胃虛弱等症，常食有助於降血壓、降膽固醇、補益健身。

干貝富含蛋白質、碳水化合物、核黃素和鈣、磷、鐵等多種營養成分，礦物質的含量遠在燕窩、魚翅之上。干貝具有滋陰補腎、和胃調中的功能，常食有助於降血壓、降膽固醇、補益健身。據記載，干貝還具有抗癌、軟化血管、防止動脈硬化等功效。

點食成金

一、蝦仁干貝

主料：干貝 300 克、生菜 100 克、胡蘿蔔 100 克、蝦仁 50 克、大蔥 4 段。

輔料：糖 5 克、味精 2 克、料酒 15 克、澱粉 30 克、花生油 100 克。

製作：

1、將干貝洗淨，浸漲，去掉硬丁，放入碗內，加入 15 克料酒和 150 毫升清水，以沒過干貝為宜，放入蒸鍋，用旺火蒸爛待用。

2、再將炒鍋燒熱，用油滑鍋後，倒入花生油，燒至三成熱後，稍涼，放入蝦仁，用筷子撥散，炸至變白，立即倒入漏勺控油。

3、炒鍋中留 10 克底油，放入大蔥段、糖炒出香味時，烹入料酒、鹽、雞湯和蒸干貝原汁，待湯燒開後，撈出蔥段，放入干貝、味精，用濕澱粉勾芡。倒入蝦仁，待芡汁煮開時，放入生菜絲和胡蘿蔔絲，淋上芝麻油，出鍋，裝盤，即可。

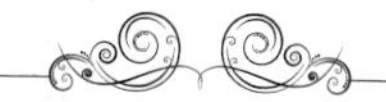

二、蔬菜干貝

主料：干貝 300 克、各種蔬菜 200 克。

輔料：鹽 5 克、蔥蒜末各 5 克、油 30 克。

製作：

1、干貝洗淨，擦乾水分，表面撒少許鹽。準備蔥蒜末各少許，按照個人喜好，選擇幾種蔬菜切小粒兒。如紅甜椒，綠甜椒，黃瓜丁，青豆等等。

2、鍋熱油少許，燒熱以後，把干貝的平面向下，一個一個放進去，等煎黃了以後，小心翻面，再煎另一面，兩面都煎黃以後，取出放在盤子裡備用。

3、鍋熱油，炒香蔥蒜末，然後，倒入蔬菜丁，加鹽翻炒，熟後盛出在一個大盤裡，上面擺上煎好的干貝就好了。

健康叮嚀

1、干貝中優質新鮮的，呈淡黃色，如小孩拳頭般大小，粒小者次之，顏色發黑者再次之。品質好的干貝乾燥，顆粒完整、大小均勻、色淡黃而略有光澤，沒有裂縫。

2、兒童、痛風病患者不宜食用，過量食用干貝會影響腸胃的運動消化功能。

3、干貝因蛋白質含量高，過量食用可能會引發皮疹。

4、另外干貝與香腸不能同食兩種食物同時吃會結合成亞硝胺，對人體有害。

食遍天下

干貝呈圓柱形，色澤乳白，味道鮮中帶甜。在中國菜中，新鮮的江珧一般用來蒸、炒、爆等。漲發後的干貝可用燒、燴、蒸或製作湯。

哈士蟆

綠色軟黃金

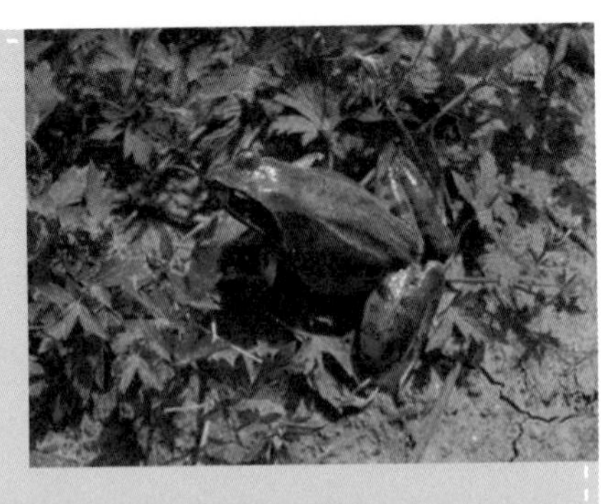

哈士蟆又名哈什螞，雪蛤等，外形極象青蛙，是中國東北長白山特有的珍稀的野生動物。分佈於遼寧、吉林、黑龍江、內蒙古、甘肅、河北、山東、山西、陝西、河南、青海、四川等地。哈士蟆油歷來作為皇室進貢珍品，清朝時被列為「上八珍」和「八大山珍」之一。

健康密碼

哈士蟆全身是寶，在藥用、滋補和美容方面均具有卓越的功效，可以降血脂、穩血壓等。哈士蟆具有明顯的潤肺養胃、滋陰補腎、補腦益智、提高人體免疫力的功能，是一種強身健體滋補中藥，中國傳統出口藥材。

點食成金

一、蔬菜干貝

主料：乾哈士蟆油 45 克、罐頭青豆 15 克、枸杞 10 克。

輔料：甜酒汁 30 克、冰糖 50 克、蔥、薑適量。

製作：

1、將哈士蟆油盛入瓦缽裡，加清水 500 克和甜酒汁 15 克，以及蔥節、薑片，蒸 2 小時，使其初步脹發後取出，去掉薑、蔥、瀝盡水。

2、除去哈士蟆上面的黑筋膜，大的掰成數塊，盛於缽內，加清水 500 克，甜酒汁 15 克，蒸兩小時，使其完全脹發，撈入大湯碗中。

3、枸杞子洗淨，將清水（180 克）、冰糖盛入大碗內，蒸 1 小時，待冰糖溶化時棄去沉澱物，倒入哈士蟆油的碗內，撒入枸杞子、青豆即可。

二、清燉哈士蟆

主料：哈士蟆20克、淨雛母雞1公斤。

輔料：鹽7.5克、白糖7.5克、胡椒2克、蔥5克、豌豆苗5克、薑5克。

製作：

1、將哈士蟆放入溫水泡2小時左右，在淨水中撕去黑絲和雜物，洗淨後，放在碗裡，待用。

2、淨雛母雞洗淨，剔骨，取肉，並將雞肉切成3釐米見方的塊，下鍋煮1小時。

3、把哈士蟆放入，加入蔥段、薑片、開鍋後煮10分鐘左右，再把其餘的四分之一的調料放入，調好口味，盛入小碗，撒上洗淨、消毒的豌豆苗，即可。

健康叮嚀

1、乾燥的哈士蟆，全身僵直，有紫褐色斑點，腹部黃白色，微帶紅色，腹中空虛，後肢腹面常呈淡紅色。肉質乾枯，體輕鬆，氣腥。以體大，腹面色澤黃紅，身乾者為佳 。

2、痰多咳嗽者忌食。脾胃虛寒、腹瀉者禁食。

食遍天下

傳說女真族的祖先乃是天上仙女的後代，飽食山中珍味，最重要的是哈士蟆。清朝為了紀念祖先，將哈士蟆列為滿漢全席的一道名菜。

海膽黃

生猛海鮮就數牠

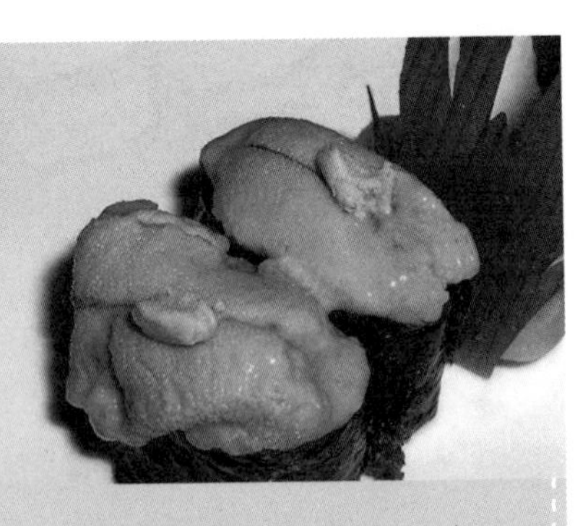

海膽黃為海膽的生殖腺，有強精、壯陽、益心、強骨的功效。海膽是生長在海洋裡的一種棘皮動物，其半球形的外殼由帶有棘刺的堅硬石灰質構成，外殼包裹的體腔內有五小塊黃色的稠粥樣物，即為海膽黃。

健康密碼

海膽黃含有優質的蛋白質和對健康有益的不飽和脂肪酸和磷脂，礦物質鈣、磷的含量也極為豐富除此之外，海膽黃還含有較多的維生素A、維生素D與其他多種礦物質。中醫認為，海膽黃有強精、壯陽、益心、強骨、補血的功效。

點食成金

一、海膽刺身

主料：海膽2隻。

輔料：芥辣和醬油。

製作：

1、在海膽腹部開口、取出所有的內臟沖洗乾淨，只留下海膽黃。

2、在一個透明玻璃盅內放上冰塊，將海膽放置在冰塊上。

3、配上芥辣和醬油就可以品嘗了。

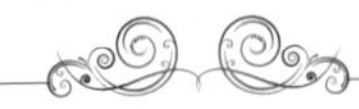

二、海膽黃蛋湯

主料：海膽黃罐頭50克、雞蛋2個、菜心15克。

輔料：精鹽、醬油。白糖、蔥花、薑末、碎芹菜、麻油各適量。

製作：

1、將雞蛋打入碗內攪勻，鍋內放適量水燒沸。

2、放入海膽黃、精鹽、醬油、白糖、蔥花、薑末燒沸。
3、徐徐倒入雞蛋成蛋花，撒入菜心燒入味，出鍋裝碗時再撒入碎芹菜，淋上麻油即成。

健康叮嚀

海膽黃容易自溶。在空氣中放置半日至一日，海膽黃即可能發軟變質，不能食用。所以，從海中捕撈的海膽，要嘛即時吃，要嘛放置在容器內的海水中保存，即食即取。

食遍天下

中國民間將海膽黃視作海味中的上等補品，素有吃海膽黃滋補強身的說法，稱其能提神解乏、增強精力，特別受到一些男人的青睞，有人將其譽為「海之精」。典籍記載，明代道家的煉丹師用海膽作原料，煉製強精壯陽的「雲丹」，貢奉朝廷。

海虹

營養全面，作法多樣

福建居民早在唐朝就採集海虹作為佳餚，古書中載有「東海夫人，生東南海中，似珠母，一頭尖，中禦小毛，味甘美，南人好食之」等詞句。

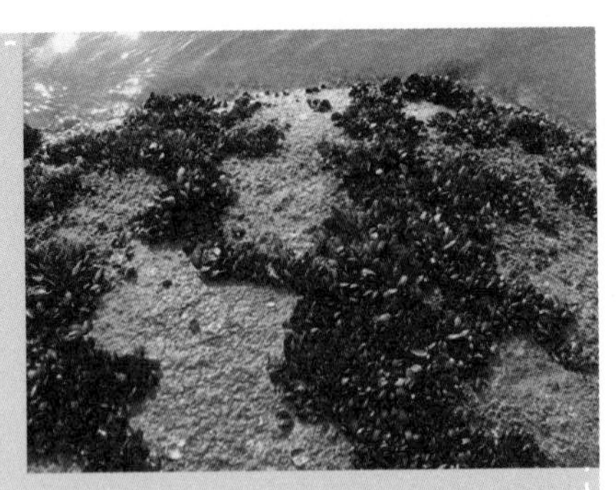

健康密碼

據《本草綱目》記載，海虹肉能治「虛勞傷憊，精血衰少，吐血久痢，腸鳴腰痛」。現代有關藥書記述，海虹性溫，能補五臟，理腰腳，調經活血，對眩暈、高血壓、腰痛、吐血等症均有療效，而治夜尿吃海虹效果甚好。海虹中含有維生素 B12 和 B2，對貧血、口角炎、舌喉炎和眼疾等亦有較好的療效。

點食成金

一、炒海虹

主料： 海虹肉 250 克、罐頭竹筍 15 克、蘑菇 15 克、水發木耳 15 克、油菜心 15 克。

輔料： 花生油 35 克、醬油 15 克、料酒 10 克、味精 1.5 克、澱粉 15 克、精鹽 1.5 克、辣椒面 0.5 克、大蔥 5 克、大蒜 5 克、生薑 5 克。

製作：

1、海虹去殼，洗淨。

2、竹筍、蘑菇和油菜分別切片；水發木耳撕成小片；蔥、薑、蒜去皮，洗淨，均切末。

3、將海虹、竹筍、木耳、蘑菇和油菜片分別用開水氽一下，撈出。

4、炒鍋燒熱，放入花生油，燒五成熱時，放入蔥、薑、蒜和辣椒面煸炒出香味，再投入海虹肉、竹筍、木耳、蘑菇和油菜，翻炒後，用醬油、料酒、味精調好口味，淋少許水澱粉勾芡，燒開即可。

二、油燜海虹

主料：速凍海虹、黑木耳、鮮貝各適量。

輔料：蔥、蒜、鹽、醬油、味精、白糖各適量。

製作：

1、先油炸一下海虹和鮮貝，炸出貝肉裡的水分，然後撈出控油。
2、留適量底油在鍋底，入蔥爆炒，放海虹和鮮貝、再放黑木耳。
3、放入鹽、醬油、味精、白糖，添適量水，蓋鍋、油燜。
4、待水快要乾的時候，放入蒜末。即可出鍋裝盤。

健康叮嚀

海虹個體越大越好，質嫩，肉肥，味鮮，適宜與冬瓜、蘿蔔等一同煨食；海虹可濃縮金屬鉻、鉛等有害物質，故污染的淡菜不能食用。

食遍天下

海虹在中國北方被稱做海紅，南方稱淡菜，又名貽貝，亦稱「東海夫人」。鮮海虹和乾制海虹中的蛋白質含量都極高，海虹還含有多種維生素及人體必需的錳、鋅、硒、碘等多種微量元素。

鯇魚

抗衰老正脾胃

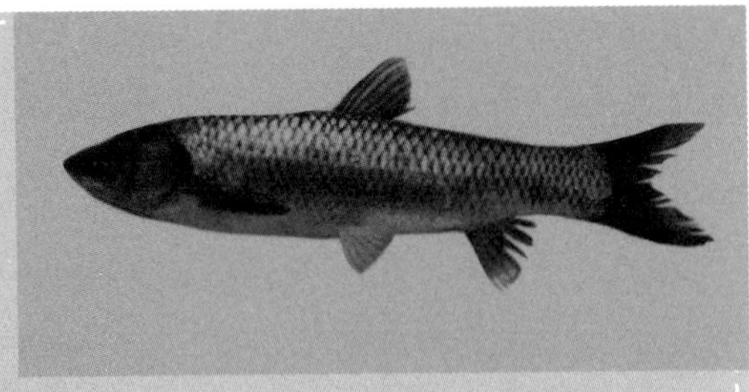

鯇魚俗稱草鯇、草魚等，是中國淡水養殖的四大家魚之一。由於自身的肉白嫩，骨刺少，所以尤其適合作菊花魚等造型菜。鯇魚營養豐富，其中的不飽和脂肪酸有助於心腦血管的病人，經常食用有可以達到抗衰老的目的。

健康密碼

鯇魚味甘、性溫、無毒，入肝、胃經；具有暖胃和中、平降肝陽、祛風、治痹、截瘧、益腸明眼目之功效；主治虛勞、風虛頭痛、肝陽上亢、高血壓、頭痛、久瘧。鯇魚含有豐富的不飽和脂肪酸，對血液循環有利，是心血管病人的良好食物；含有豐富的硒元素，經常食用有抗衰老、養顏的功效，而且對腫瘤也有一定的防治作用；對於身體瘦弱、食欲不振的人來說，鯇魚肉嫩而不膩，可以開胃、滋補。鯇魚與油條、蛋、胡椒粉同蒸，有明目的作用。要注意的是，鯇魚膽雖然有顯著的降壓、祛痰的作用，但其膽汁有毒，過量食用鯇魚膽容易引起中毒事件。

點食成金

一、糖醋鯇魚

主料：鯇魚 1 條、雞蛋 1 個。

輔料：料酒 3 湯匙、乾澱粉 2 湯匙、番茄醬 2 湯匙、薑絲 15 克、綿白糖 50 克、米醋 3 湯匙、鹽 1 茶匙、濕澱粉 1 湯匙。

製作：

1、從背部將收拾乾淨的鯇魚片成兩片，再切成薄塊，用料酒醃漬 20 分鐘。
2、雞蛋和乾澱粉充分混合攪拌。
3、裹上蛋糊的魚片在油燒至七成熱時放入鍋中，炸至金黃後，撈出控油。
4、薑絲下鍋炒香後加入餘下的調料。再加入濕澱粉後攪勻調汁。
5、均勻的將調汁淋在魚片上，這道菜就算完成了。

二、鯇魚豆腐

主料：鯇魚 1 條（約 500 克）、豆腐 2 塊（約 250 克）。

輔料：調配料各適量。

製作：

1、鯇魚切成 3 段；豆腐切塊；青蒜切段。

2、魚段入鍋煎炸後，加入根據口味加入調料，小火煨湯。

3、魚快煮透，將豆腐塊下鍋，大火燒開，小火煨煮，燜燒 5 分鐘。待豆腐浮起，放入青蒜末，淋油即可食用。

健康叮嚀

1、一些朋友常常將青魚誤認為鯇魚，二者是有區別的：鯇魚體色較淡，腹部為白色，而青魚體色較重，腹部為青灰色；相對於青魚的鉤嘴，鯇魚的嘴是圓的。

2、鯇魚肉質細嫩，煮的時候要控制火候。

3、鯇魚的魚膽有毒不能吃。

4、鯇魚與豆腐同食，利水消腫，老人小孩都是良好的食物。

食遍天下

鯇魚的牙齒長在咽喉的位置，像梳子似的可以將吃下去的草咬碎。有人做過這樣的實驗，讓鯇魚吞食細鐵絲。剖開鯇魚的肚子，竟然發現鐵絲已經斷掉。如果沒有做好防護措施，大家可千萬不要對鯇魚上下其手哦。

鰻鱺

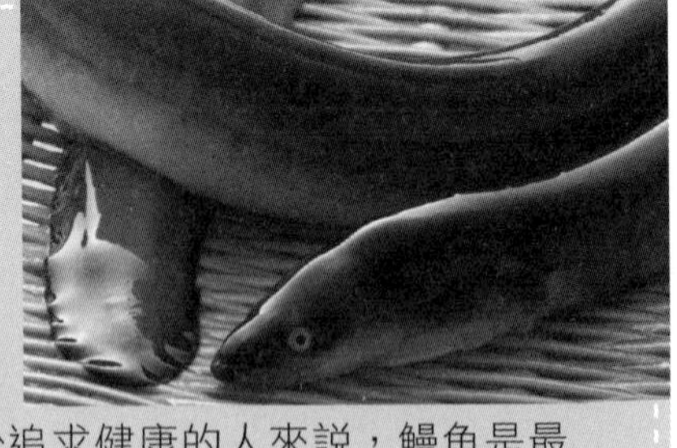

安能辨我是雄雌

鰻鱺又稱白鱔、蛇魚、鰻魚，分佈於中國長江以南至廣東、海南島各江河水系。對於追求健康的人來說，鰻魚是最好的選擇。因為鰻魚性喜清潔，只在無污染的水域棲身，是非常健康的食品。

健康密碼

鰻鱺味甘、性平，入肺、腎、脾經；具有補虛扶正、祛濕殺蟲、養血、抗癆等功效；適用於久病羸弱、五臟虛損、貧血、肺結核、婦女崩潰帶下、小兒疳積、小兒蛔蟲以及痔瘡和脫肛病人食用。鰻鱺肉質細嫩，含有豐富的脂肪。其肉和肝裡的大量維生素A有助夜盲症的治療。鰻鱺的肉、骨、血、鰾等均可入藥。值得注意的是，其血清有毒，故而生的鰻血不能食用。鰻鱺肉還富含鈣質經常食用，能使身體強壯。

點食成金

一、鍋燒河鰻

主料：河鰻600克。

輔料：醬油40克、醋50克、白砂糖50克、味精15克、大蔥50克、花生油25克、料酒15克。

製作：

1、將宰殺洗淨的鰻鱺切成5釐米的長段。

2、將蔥段鰻鱺段先後成排的墊在鍋底，加黃酒，老抽，米醋，糖，味精和適量清水，大火燒開。

3、燒開後換小火慢煨30分鐘後，開中火收乾鹵汁，淋油裝盤即可。

二、鰻鱺煮三味

主料：鰻鱺 700 克、豬肉（肥）50 克、香菇 50 克、火腿 50 克。

輔料：植物油 100 克、豆豉 30 克、鹽 10 克、辣椒 10 克、大蔥 5 克、薑 4 克、料酒 15 克、味精 3 克、醬油 10 克、香油 3 克、胡椒粉 12 克、玉米澱粉 10 克。

製作：

1、在開水鍋裡涮一涮鰻魚，以除去黏液，然後切段，將輔料切丁。
2、將鰻魚段用醬油和乾澱粉拌勻，放入油鍋中炸至金黃後撈出。
3、倒輔料入鍋，炒香後加入料酒、醬油、鹽和高湯。
4、湯調好後，將炸好的鰻魚段投入湯中煮 1 個小時，加鹽和胡椒粉即可食用。

健康叮嚀

1、同年齡的鰻魚，雌鰻比雄鰻大，且體色也較淡。但雌雄的口感並無太大差異，可以放心食用。
2、鰻魚忌與醋、白果同食。患有慢性疾患和水產品過敏史的人、脾腎虛弱、咳嗽痰多及脾虛泄瀉者也不宜食用。

食遍天下

鰻鱺在每年的春天都要洄游到淡水中產卵。每條鰻魚一生中只有一次產卵的機會。奇異的是鰻魚的性別並不固定，根據種群中雌雄兩性的比例而自由變化。

蠔豉

大吉大利的海貨

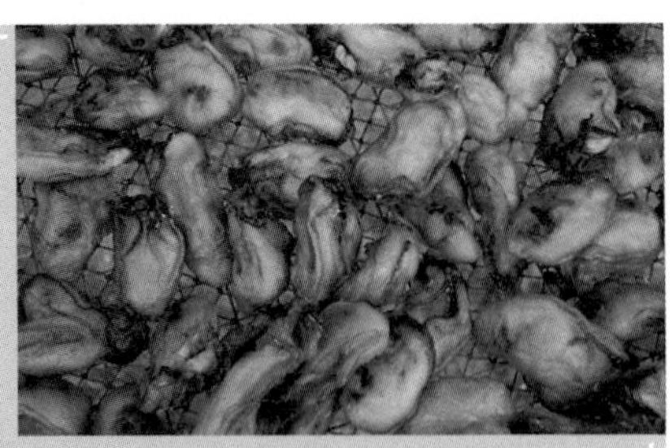

蠔豉也稱「蠣乾」，一種海味，牡蠣（也稱蠔）肉的乾製品。主產於廣東，是廣東人民春節必食的菜肴。別名蠣黃、海蠣子，是一種大眾化的海味食品，它的肉營養豐富，含蛋白質含量高達45～57%。此外還有多量的維生素等，素有「海牛奶」之稱。

健康密碼

蠔豉是廣東人和香港人「開年飯」的特色。春節是吃蠔好時機，蠔肉肥美，富含蛋白質，但忌豪吃，每天最好只吃一餐蠔肉，蠔豉的烹飪要注意食物的配伍原則。蠔豉中所含的蛋白質中有多種優良的氨基酸，具有解毒、降低血膽固醇濃度預防動脈硬化的作用。其含有的維生素B12，可預防惡性貧血，又具有活躍造血功能的作用。蠔豉中所含豐富的牛黃酸有明顯的保肝利膽作用，這也是防治孕期肝內膽汁瘀積症的良藥；豐富的微量元素和糖元，對促進胎兒的生長發育、矯治孕婦貧血和對孕婦的體力恢復均有好處；此外，蠔豉含磷很豐富，還是補鈣的最好食品。

點食成金

一、藕香蠔豉

主料：蠔乾80克、藕400克、排骨600克、干貝2個、細海帶絲少許、冬菇6個、紅棗8個、薑1塊、蔥4根。

輔料：澱粉1小匙、高湯3杯、水2杯、鹽半匙、胡椒鹽1小匙、米酒1大匙。

製作：

1、蔥洗淨切段；薑洗淨去皮，切片；干貝、冬菇以及紅棗均洗淨，分別泡軟；干貝搓成細絲；抓洗冬菇；蠔乾用溫水洗淨、泡軟；藕洗淨、去除外皮，切成片。

2、排骨洗淨，放入開水中汆燙去血水。

3、所有材料放入鍋中，以中火煮開，蓋上鍋蓋改小火再煮約1小時，最後加入調味料即可。

4、燒開後換小火慢煨30分鐘後，開中火收乾鹵汁，淋油裝盤即可。

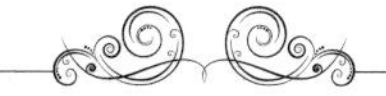

二、汁燒蠔豉

主料：火腿100克、乾蠔豉80克、生薑10克、蔥10克。

輔料：沙拉油10克、鹽3克、味精1克、蠔油5克、紹酒2克、濕生粉適量、麻油1克。

製作：

1、火腿切成菱形厚片，乾蠔油豉用溫水洗乾淨，生薑去皮切片，蔥切段。

2、在洗淨的蠔豉裡，加入紹酒，少許生薑，入蒸籠扣透，拿出來倒掉湯汁，去除生薑片。

3、燒鍋下油，放入薑片，蔥段，火腿片稍炒片刻，合入蒸好的蠔豉，調入鹽、味精、蠔油，注入清湯少許，燒透入味，然後用濕生粉勾芡，淋入麻油即可。

健康叮嚀

1、選擇蠔豉要注意：一般認為日本產的最佳，湛江、潮汕等地的居次；手捏蠔豉的感覺要乾和飽滿，這意味著蠔肉新鮮、肉質豐富；聞起來要有蠔香味；觀察顏色，金黃色蠔豉才是上品。

2、適宜體質虛弱兒童食用；適宜陰虛煩熱失眠，心神不安者食用；適宜癌症患者及放療、化療後食用，是一種不可多得的抗癌海產品；適宜作為美容食品食用；適宜糖尿病人，乾燥綜合征患者食用；適宜高血壓病，動脈硬化，高脂血症之人食用；婦女更年期和懷孕期間皆宜食用。

3、患有急慢性皮膚病者忌食；脾胃虛寒，慢性腹瀉便溏 者不宜多吃。

4、蠔豉不宜與糖同食。

食遍天下

廣東、港澳和珠三角一帶民間春節前的那天為大年卅、年初二那天為「開年」，老百姓都十分重視這兩頓團聚的家宴。大年卅的謂之「團年飯」、年初二的謂之「開年飯」，這兩頓家宴上都必不可少的一個湯就是「蓮藕蓮子蠔豉豬大脷湯」。蓮藕蓮子寓意為「連年」或「年年」，蠔豉寓意為「好事」，豬大脷（方言，舌頭）寓意為「大利」，合而則為「年年好事大利」。其實這湯除了寓意十分吉祥之外，其湯味和營養價值亦十分豐富，適合南方初春的養生。

塘鯴

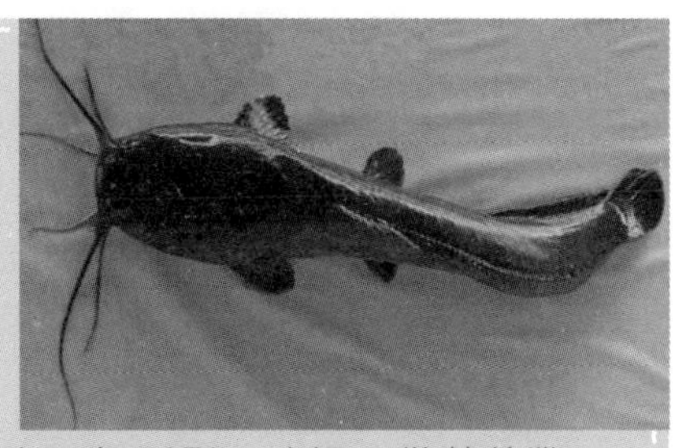

多食用多營養

塘鯴，又稱作鬍子鯰。其外形很獨特，周身無鱗，體表多黏液，頭扁口闊，上下頜生有四根鬍鬚。塘鯴不僅營養豐富，而且肉質細嫩、味道鮮美。刺少、開胃、易消化的特點更使它適合老人和兒童的食用。

健康密碼

塘鯴含有豐富的蛋白質和礦物質，特別適合消化能力欠佳的人群食用。它滋補養血的效用也使其成為產婦進補得絕佳選擇。塘鯴渾身是寶，除魚子不宜食用以外，全身上下都是絕佳的補品，幾乎能媲美魚翅、野生水魚，具有極好的食用和藥用價值。

點食成金

一、紅燒塘鯴

主料：鮮活塘鯴1 尾（約 1500 克）。

輔料：精鹽 6 克、醬油 30 克、味精 4 克、白糖 15 克、薑末 5 克、蔥段 5 克、胡椒 3 克、黃酒 15 克、濕澱粉 50 克、熟豬油 1500 克（約耗 100 克）。

製作：

1、將塘鯴大塊切好，入沸水鍋中焯去粘液後瀝乾。

2、旺火將油燒至七成熱後投入魚塊，過油後瀝乾。

3、鍋底留少許油，下薑末熗鍋，下塘鯴煎煮後，加醬油並倒入適量的清水，小火燉至即熟時加入鹽、味精、白糖調味。

4、用濕澱粉勾芡，淋上熟豬油，撒上蔥段、胡椒粉，起鍋裝盤即成。

二、大蒜燒塘鯴

主料：鮮活塘鯴1尾（約1500克）。

輔料：豆瓣25克、泡椒25克、樹椒絲30克、番茄醬25克、大蒜30克、香菜15克、精鹽、胡椒粉、料酒、老抽、味精、蠔油、白糖、白醋、香油、紅油、鮮湯、水澱粉、沙拉油各適量。

特殊材料：青石板1塊。

製作：

1、將淘洗乾淨的塘鯴切塊，豆瓣、泡椒剁細；大蒜拍成泥；香菜切末。

2、待鍋中油熱，下入豆瓣、泡椒炒香，再將塘鯴塊與番茄醬、蠔油一同下鍋。加入料酒，煎至略熟後，摻入鮮湯，調入輔料，用大火燒開後，轉用小火至塘鯴熟透且湯汁濃稠時，調入味精，再勾薄芡起鍋。

3、淨鍋重上火，放油少許燒熱，下入蒜泥、香菜末炒香，起鍋澆在盛在盤中的塘鯴上，即成。

健康叮嚀

塘鯴的魚卵有毒，清洗時要注意洗淨。此外，塘鯴不宜與牛羊油、牛肝、鹿肉、野豬肉、野雞、中藥荊芥等同食，患有痼疾、瘡瘍者慎食。

食遍天下

挪威人喜歡吃沙丁魚，尤其是活魚。但是沙丁魚容易缺氧窒息，死魚很難賣出高價。於是船長在裝滿沙丁魚的魚槽裡放進了一條以魚為主要食物的塘鯴。塘鯴進入魚槽後，便四處遊動。沙丁魚見了塘鯴左沖右突，四處躲避，加速遊動，解決了沙丁魚缺氧的問題。這就是著名的「塘鯴效應」。

對於「好食物」的定義，不同的人會有不同的見解。

現在年輕一代的都市潮人總是追求自身的美麗，對於他們來說，吃什麼不重要，最重要的是吃出時尚。

在千禧年剛開始不久的時候，韓劇大行其道，劇中浪漫的場景，催人淚下的故事牽動著很多人的神經。特別是一部以韓國傳統御食醫術為背景的《大長今》更是在亞洲掀起了韓流的高潮。許多人開始學習韓語，熟悉韓國文化，年輕人開始選擇去韓國旅行留學。還有人在網上搜集資料，按照食譜學習如何製作韓國的飲食。紫菜包飯、泡菜湯、韓國烤肉一時間成為一種吃食的時尚走俏在年輕人中間。

又比如肯德基、麥當勞剛出現的時候，吃一頓肯德基、麥當勞意味著一種時尚，一種象徵。我們廣為熟悉的哈根達斯霜淇淋，「愛她，就請她吃哈根達斯」，這樣的廣告詞更是一時間風靡全球。

這些都是都市潮人們追求的「好食物」。

年輕人追求潮流，喜歡享受，而中老年人則比較偏向於自己煲湯、炒菜，利用食物的營養換回健康的身體。

人一旦進入中老年之後，身體機能就會直線下降，缺鈣、腎虧、腰痛等等問題就會接踵而來，有的人更是會大把大把的錢花在看醫生上面。中老年人認為像肯德基和麥當勞的一類速食是垃圾食品，多吃無益，而現在市面上越來越多的天然綠色食物才能抓住他們的眼球。食物，對於中老年人來說，吃出老當益壯的神采才是最重要的。

《食物熱量表》

食品名稱	熱量（大卡）/ 可食部分（克）	食品名稱	熱量（大卡）/ 可食部分（克）
洋芋片	612/100	白薯乾	612/100
黑芝麻	531/100	馬鈴薯粉	337/100
芝麻（白）	517/100	粉條	337/100
油麵筋	490/100	地瓜粉	336/100
泡麵	472/100	玉米（白）	336/100
油餅	399/100	玉米（黃）	335/100
油條	386/100	粉絲	335/100
蓧麥面	385/100	黑米	333/100
燕麥片	367/100	煎餅	333/100
小米	358/100	大麥	307/100
薏米	357/100	蕎麥粉	304/100
秈米（標一）	351/100	燒餅（糖）	302/100
高粱米	351/100	富強粉切面	285/100
富強粉	350/100	標準粉切面	280/100
通心粉	350/100	烙餅	255/100
大黃米（黍）	349/100	饅頭（蒸，標準粉）	233/100
江米	348/100	麩皮	220/100
粳米（標二）	348/100	花卷	217/100
掛麵（富強粉）	347/100	饅頭（蒸，富強粉）	208/100
機米	347/100	水麵筋	140/100
玉米糝	347/100	烤麩	121/100
米粉（乾，細）	346/100	米飯（蒸，粳米）	117/100
香大米	346/100	米飯（蒸，秈米）	114/100
秈米（標二）	345/100	麵條（煮，富強粉）	109/100
掛麵（標準粉）	344/100	鮮玉米	106/46
標準粉	344/100	白薯（白心）	104/86
血糯米	343/100	白薯（紅心）	99/90
粳米（標一）	343/100	粉皮	64/100
黃米	342/100	小米粥	46/100
玉米麵（白）	340/100	米粥（粳米）	46/100
玉米麵（黃）	340/100	豆沙	243/100
素蝦（炸）	576/100	紅豆餡	240/100
腐竹皮	489/100	素火腿	211/100
腐竹	459/100	桂林腐乳	204/100
豆漿粉	422/100	豆腐絲	201/100
黃豆粉	418/100	素雞	192/100

豆腐皮	409/100	素什錦	173/100
油炸豆瓣	405/100	素大腸	153/100
油炸豆花	400/100	薰乾	153/100
黑豆	381/100	醬豆腐	151/100
黃豆	359/100	香乾	147/100
蠶豆(乾,去皮)	342/93	豆腐乾	140/100
鹵乾	336/100	上海南乳	138/100
虎皮芸豆	334/100	菜乾	136/100
綠豆面	330/100	腐乳(白)	133/100
綠豆	316/100	臭豆腐	130/100
雜豆	316/100	北豆腐	98/100
紅芸豆	314/100	酸豆乳	67/100
豌豆(乾)	313/100	南豆腐	57/100
紅小豆	309/100	豆奶	30/100
雜芸豆(帶皮)	306/100	豆漿	13/100
蠶豆(乾,帶皮)	304/100	豆花	10/100
白芸豆	296/100		
油豆腐	244/100		

食品名稱	熱量(大卡)/可食部分(克)	食品名稱	熱量(大卡)/可食部分(克)
乾薑	273/95	茄子(綠皮)	25/90
蕨菜(脫水)	251/100	莧菜(青)	25/74
竹筍(黑筍,乾)	213/76	雪裡紅	24/94
辣椒(紅尖,乾)	212/88	小蔥	24/73
黃花菜	199/98	菠菜	24/89
竹筍(白筍,乾)	196/64	菜花	24/82
紫皮大蒜	136/89	茴香	24/86
大蒜	126/85	小葉芥菜	24/88
毛豆	123/53	茭白	23/74
豌豆	105/42	油菜	23/87
蠶豆	104/31	辣椒(青,尖)	23/84
慈姑	94/89	南瓜	22/85
番茄醬(罐頭)	81/100	柿子椒	22/82
芋頭	79/84	圓白菜	22/86
馬鈴薯	76/94	韭黃	22/88
甜菜	75/90	油豆角	22/99

藕	70/88	毛竹筍	21/67
苜蓿	60/100	心裡美蘿蔔	21/88
荸薺	59/78	蒜黃	21/97
山藥	56/83	茼蒿	21/82
香椿	47/76	番茄罐頭（整）	21/100
枸杞菜	44/49	茄子	21/93
黃豆芽	44/100	絲瓜	20/83
胡蘿蔔（黃）	43/97	空心菜	20/76
玉蘭片	43/100	蘿蔔櫻（小，紅）	20/93
鮮薑	41/95	木耳菜	20/76
洋蔥	39/90	白蘿蔔	20/95
胡蘿蔔（紅）	37/96	油菜苔	20/93
扁豆	37/91	竹筍（春筍）	20/66
蒜苗	37/82	芹菜	20/67
羊角豆	37/88	芥藍	19/78
榆錢	36/100	小水蘿蔔	19/66
苦菜	35/100	竹筍	19/63
刀豆	35/92	番茄	19/97
芥菜頭	33/83	長茄子	19/96
西蘭花（綠菜花）	33/83	苦瓜	19/81
辣椒（紅小）	32/80	菜瓜	18/88
香菜	31/81	西葫蘆	18/73
莧菜（紫）	31/73	蘆筍	18/90
芹菜葉	31/100	萵筍葉	18/89
青蘿蔔	31/95	綠豆芽	18/100
苤藍	30/78	西洋菜（豆瓣菜）	17/73
大蔥（鮮）	30/82	黃瓜	15/92
冬寒菜	30/58	小白菜	15/81
豆角	30/96	牛俐生菜	15/81
白豆角	30/97	大白菜（青白口）	15/83
青蒜	30/84	大白菜（酸菜）	14/100
豇豆	29/97	大白菜（小白口）	14/85
豇豆（長）	29/98	大葉芥菜（蓋菜）	14/71
豌豆苗	29/98	旱芹	14/66
紅菜苔	29/52	蘿蔔櫻（白）	14/100
四季豆	28/96	萵筍	14/62
荷蘭豆	27/88	葫蘆	14/87
蕹菜	27/88	水芹	13/60

木瓜	27/86	生菜	13/94
韭菜	26/90	減肥筍瓜	12/91
變蘿蔔	26/94	冬瓜	11/80
白菜苔	25/84	竹筍（鞭筍）	11/45
茭筍	25/77	面西胡瓜	10/88
芸豆	25/96		

食品名稱	熱量（大卡）/可食部分（克）	食品名稱	熱量（大卡）/可食部分（克）
松子仁	698/100	獼猴桃	56/83
松子（生）	640/32	黃元帥蘋果	55/80
核桃（乾）	627/43	金橘	55/100
松子（炒）	619/31	京白梨	54/79
葵花子（炒）	616/52	國光蘋果	54/78
葵花子仁	606/100	桃（黃桃）	54/93
山核桃（乾）	601/24	海棠罐頭	53/100
葵花子（生）	597/50	倭錦蘋果	50/86
榛子（炒）	594/21	鴨廣梨	50/76
花生（炒）	589/71	葡萄（巨峰）	50/84
花生仁（炒）	581/100	葡萄（玫瑰香）	50/86
南瓜子（炒）	574/68	桑葚	49/100
西瓜子（炒）	573/43	青香蕉蘋果	49/80
南瓜子仁	566/100	紅香蕉蘋果	49/87
花生仁（生）	563/100	黃香蕉蘋果	49/88
西瓜子仁	555/100	橄欖	49/80
榛子（乾）	542/27	萊陽梨	49/80
杏仁	514/100	蘋果梨	48/94
白果	355/100	紫酥梨	47/59
栗子（乾）	345/73	冬果梨罐頭	47/100
蓮子（乾）	344/100	柳丁	47/74
葡萄乾	341/100	巴梨	46/79
蘋果脯	336/100	祝光蘋果	46/86
杏脯	329/100	桃（早久保）	46/89
核桃（鮮）	327/43	櫻桃	46/80
金絲小棗	322/81	紅富士蘋果	45/85
果丹皮	321/100	伏蘋果	45/86
無核蜜棗	320/100	福橘	45/67

桂圓肉	313/100	印度蘋果	44/90
桃脯	310/100	紅玉蘋果	43/84
西瓜脯	305/100	酥梨	43/72
大棗（乾）	298/88	鴨梨	43/82
花生（生）	298/53	蘆柑	43/77
杏醬	286/100	葡萄（紫）	43/88
海棠脯	286/100	桃（五月鮮）	42/93
蘋果醬	277/100	蜜橘	42/76
桂圓乾	273/37	鳳梨	41/68
桃醬	273/100	雪花梨	41/86
草莓醬	269/100	芭樂	41/97
乾棗	264/80	桃（久保）	41/94
柿餅	250/97	蜜桃	41/88
椰子	231/33	柚子（文旦）	41/69
烏棗	228/59	四川紅橘	40/78
黑棗	228/98	蘋果罐頭	39/100
密云小棗	214/92	枇杷	39/62
蓮子（糖水）	201/100	小葉橘	38/81
沙棗	200/41	冬果梨	37/87
栗子（鮮）	185/80	杏子罐頭	37/100
紅果（乾）	152/100	杏	36/91
酒棗	145/91	李子	36/91
鮮棗	122/87	檸檬	35/66
芭蕉	109/68	李子杏	35/92
紅果	95/76	哈密瓜	34/71
香蕉	91/59	西瓜（京欣一號）	34/59
人參果	80/88	糖水梨罐頭	33/100
海棠	73/86	芒果	32/60
柿子	71/87	草莓	30/97
桂圓（鮮）	70/50	紅肖梨	30/87
荔枝（鮮）離枝	70/73	楊桃	29/88
甘蔗汁	64/100	楊梅	28/82
瑪瑙石榴	63/57	庫爾勒梨	28/91
青皮石榴	61/55	檸檬汁	26/100
無花果	59/100	香瓜	26/78
紅元帥蘋果	59/84	西瓜（鄭州三號）	25/59
桃罐頭	58/100	白蘭瓜	21/55
紅星蘋果	57/85		

食品名稱	熱量（大卡）/可食部分（克）	食品名稱	熱量（大卡）/可食部分（克）
豬肉（肥）	816/100	牛舌	196/100
羊肉乾（綿羊）	588/100	雞翅	194/69
臘腸	584/100	豬大腸	191/100
豬肉（血脖）	576/90	豬耳	190/100
豬肉（肋條肉）	568/96	豬肉（腿）	190/100
牛肉乾	550/100	瓦罐雞湯（肉）	190/100
醬汁肉	549/96	鹵豬雜	186/100
鴨皮	538/100	臘肉	181/100
香腸	508/100	雞腿	181/69
母麻鴨	461/75	羊蹄筋（生）	177/100
牛肉鬆	445/100	雞心	172/100
雞肉鬆	440/100	煨牛肉（罐頭）	166/100
北京烤鴨	436/80	醬驢肉	160/100
廣東香腸	433/100	豬蹄筋	156/100
北京填鴨	424/75	豬肉（裡脊）	155/100
瓦罐雞湯（湯）	408/100	牛蹄筋	151/100
豬肉松	396/100	鴨掌	150/59
豬肉（肥，瘦）	395/100	牛蹄筋（熟）	147/100
肉雞	389/74	沙雞	147/41
鹹肉	385/100	鴨翅	146/67
公麻鴨	360/63	鴨心	143/100
豬肉（軟五花）	349/85	火雞肝	143/100
豬肉（硬五花）	339/79	豬肉（瘦）	143/100
豬肉（前蹄膀）	338/67	羊腦	142/100
宮爆肉丁（罐頭）	336/100	牛肝	139/100
豬肉（後臀尖）	331/97	烏鴉肉	136/100
茶腸	329/100	羊肝	134/100
豬肉（後蹄膀）	320/73	雞胸脯肉	133/100
金華火腿	318/100	豬腦	131/100
豬肘棒（熟）	314/72	豬肝	129/99
鹽水鴨（熟）	312/81	鵝肝	129/100
蒜腸	297/100	喜鵲肉	128/100
小泥腸	295/100	鴨肝	128/100
羊肉（凍，山羊）	293/100	土雞	124/58
豬肉香腸罐頭	290/100	馬肉	122/100
燒鵝	289/73	雞肝（肉雞）	121/100

羊肉（凍，綿羊）	285/100	雞肝	121/100
風乾腸	283/100	豬心	119/97
小紅腸	280/100	羊肉（瘦）	118/90
叉燒肉	279/100	雞胗	118/100
肯德基炸雞	279/70	方腿	117/100
蛋清腸	278/100	狗肉	116/80
豬排骨	278/72	驢肉（瘦）	116/100
大肉腸	272/100	羊心	113/100
醬羊肉	272/100	羊肉（前腿）	111/71
大臘腸	267/100	烏骨雞	111/48
醬鴨	266/80	鵪鶉	110/58
豬蹄	266/60	豬肚	110/96
豬大排	264/68	羊肉（胸脯）	109/81
午餐腸	261/100	羊肉（頸）	109/74
紅果腸	260/100	牛肉（瘦）	106/100
豬蹄（熟）	260/43	火雞胸脯肉	103/100
母雞（一年內雞）	256/66	羊肉（後腿）	102/77
雞爪	254/60	兔肉	102/100
驢肉（熟）	251/100	牛肉（前腱）	100/95
醬鴨（罐頭）	248/93	鵝肫	100/100
豬肘棒	248/67	牛肉（後腿）	98/100
臘羊肉	246/100	豬腰子	96/93
醬牛肉	246/100	牛肉（前腿）	95/100
鵝	245/63	牛肺	94/100
鴨舌	245/61	羊肉（脊背）	94/100
烤雞	240/73	牛肉（後腱）	93/94
鴨	240/68	鴨肫	92/93
羊肉串（電烤）	234/100	火雞肫	91/100
豬口條	233/94	火雞腿	90/100
午餐肉	229/100	羊腎	90/100
小肚	225/100	鴨胸脯肉	90/100
羊舌	225/100	羊肚	87/100
羊肉串（炸）	217/100	野兔肉	84/100
羊肉（熟）	215/100	豬肺	84/97
扒雞	215/66	牛肚	72/100
火腿腸	212/100	羊大腸	70/100
鹵煮雞	212/70	豬小腸	65/100
豬肝（鹵煮）	203/100	鴨血（白鴨）	58/100

鴿	201/42	羊血	57/100
豬肉（清蒸）	198/100	豬血	55/100
羊肉（肥，瘦）	198/90	雞血	49/100

食品名稱	熱量（大卡）/ 可食部分（克）	食品名稱	熱量（大卡）/ 可食部分（克）
蛋黃粉	644/100	松花蛋（鴨）	171/90
雞蛋粉	545/100	鵪鶉蛋	160/86
鴨蛋黃	378/100	雞蛋（紅皮）	156/88
雞蛋黃	328/100	鵪鶉蛋（五香罐頭）	152/89
鵝蛋黃	324/100	雞蛋（白皮）	138/87
鵝蛋	196/87	雞蛋白	60/100
鹹鴨蛋	190/88	鵝蛋白	48/100
鴨蛋	180/87	鴨蛋白	47/100
松花蛋（雞）	178/83		

水產類的熱量表

食品名稱	熱量（大卡）/ 可食部分（克）	食品名稱	熱量（大卡）/ 可食部分（克）
鮻魚（罐頭）	399/100	金線魚	100/40
淡菜（乾）	355/100	狗母魚	100/67
蟶乾	340/100	鱸魚	100/58
鮑魚（乾）	322/100	鱅魚（胖頭魚）	100/61
魷魚（乾）	313/98	小黃花魚	99/63
魚片乾	303/100	紅鱒魚	99/57
墨魚（乾）	287/82	羅非魚	98/55
干貝	264/100	蛤蜊（毛蛤蜊）	97/25
海參	262/93	泥鰍	96/60
魚子醬（大麻哈）	252/100	大黃魚	96/66
海鯽魚	206/60	鮻魚	95/57
丁香魚（乾）	196/100	海蟹	95/55
海米	195/100	梭子蟹	95/49
堤魚	191/64	螯蝦	93/31
河鰻	181/84	對蝦	93/61
齶針魚	180/75	龍蝦	90/46
香海螺	163/59	黃鱔（鱔魚）	89/67

快魚	159/71	沙丁魚	88/67
鮐魚	155/66	明太魚	88/45
蝦皮	153/100	石斑魚	85/57
白姑魚	150/67	明蝦	85/57
鬍子鯰	146/50	河蝦	84/86
大麻哈魚	143/72	烏賊	84/97
平魚	142/70	麥穗魚	84/63
尖嘴白	137/80	鮑魚	84/65
鯿魚（武昌魚）	135/59	麵包魚	83/52
八爪魚	135/78	墨魚	82/69
口頭魚	134/56	琵琶蝦	81/32
黃姑魚	133/63	淡菜（鮮）	80/49
帶魚	127/76	海蝦	79/51
黃鰭魚	124/52	鮮貝	77/100
鱭魚（小鳳尾魚）	124/90	非洲黑鯽魚	77/53
邊魚	124/70	魷魚（水浸）	75/98
沙梭魚	122/72	海蟄頭	74/100
海鰻	122/67	牡蠣	73/100
鮁魚	122/80	蚶子	71/27
銀魚	119/100	海參（鮮）	71/100
紅螺	119/55	蚌肉	71/63
桂魚	117/61	海蠣肉	66/100
青魚	116/63	烏魚蛋	66/73
赤眼鱒（金目魚）	114/59	蟹肉	62/100
梅童魚	113/63	鮮赤貝	61/34
草魚	112/58	黃鱔（鱔絲）	61/88
鯊魚	110/56	鮮扇貝	60/35
鯉魚	109/54	田螺	60/26
鯽魚	108/54	生蠔	57/100
比目魚	107/72	蛤蜊（沙蛤）	56/50
鯛（加吉魚）	106/65	章魚	52/100
鱭魚（大鳳尾魚）	106/79	河蜆	47/35
片口魚	105/68	蛤蜊（花蛤）	45/46
河蟹	103/42	蟶子	40/57
鯰魚	102/65	河蚌	36/23
鰱魚	102/61	海蟄皮	33/100
基圍蝦	101/60	海參（水浸）	24/100

奶類的熱量表

食品名稱	熱量（大卡）/可食部分（克）	食品名稱	熱量（大卡）/可食部分（克）
黃油	892/100	煉乳（罐頭，甜）	332/100
奶油	720/100	乳酪	328/100
黃油渣	599/100	奶豆腐（鮮）	305/100
牛奶粉（母乳化奶粉）	510/100	優酪乳	72/100
羊奶粉（全脂）	498/100	果料優酪乳	67/100
牛奶粉（強化維生素）	484/100	母乳	65/100
牛奶粉（全脂）	478/100	優酪乳（中脂）	64/100
奶片	472/100	優酪乳（高蛋白）	62/100
牛奶粉（全脂即溶）	466/100	羊奶（鮮）	59/100
奶皮子	460/100	脫脂優酪乳	57/100
牛奶粉（嬰兒奶粉）	443/100	牛奶	54/100
奶疙瘩	426/100	牛奶（強化 VA,VD）	51/100
霜淇淋粉	396/100	優酪乳（橘味脫脂）	48/100
奶豆腐（脫脂）	343/100	果味奶	20/100

油脂類的熱量表

食品名稱	熱量（大卡）/可食部分（克）	食品名稱	熱量（大卡）/可食部分（克）
棕櫚油	900/100	豬油（煉）	897/100
菜籽油	899/100	鴨油（煉）	897/100
茶油	899/100	大麻油	897/100
豆油	899/100	羊油（煉）	895/100
花生油	899/100	玉米油	895/100
葵花籽油	899/100	牛油	835/100
棉籽油	899/100	豬油（未煉）	827/100
牛油（煉）	898/100	羊油	824/100
沙拉油	898/100	辣椒油	450/100
香油	898/100	胡麻油	450/100

糕點小吃的熱量表

食品名稱	熱量（大卡）/可食部分（克）	食品名稱	熱量（大卡）/可食部分（克）
VC 餅乾	572/100	麵包（法式牛角）	375/100
曲奇餅	546/100	藕粉	372/100

焦圈	544/100	美味香酥卷	368/100
維夫餅乾	528/100	蜜麻花	367/100
麻花	524/100	綠豆糕	349/100
開口笑	512/100	蛋糕	347/100
鳳尾酥	511/100	桂花藕粉	344/100
起酥	499/100	蛋糕（蛋清）	339/100
京式黃酥	490/100	茯苓夾餅	332/100
桃酥	481/100	碗糕	332/100
核桃薄脆	480/100	麵包（黃油）	329/100
福來酥	465/100	燒餅	326/100
春捲	463/100	麵包（椰圈）	320/100
硬皮糕點	463/100	蛋糕（蒸）	320/100
鵝油卷	461/100	麵包（多維）	318/100
混糖糕點	453/100	麵包	312/100
蛋麻脆	452/100	栗羊羹	301/100
開花豆	446/100	麵包（法式配餐）	282/100
鈣奶餅乾	444/100	炸糕	280/100
月餅（奶油果餡）	441/100	麵包（維生素）	279/100
江米條	439/100	麵包（果料）	278/100
月餅（奶油松仁）	438/100	麵包（鹹）	274/100
雞腿酥	436/100	麵包（麥胚）	246/100
黑麻香酥	436/100	三鮮豆皮	240/100
京八件	435/100	燒麥	238/100
狀元餅	435/100	湯包	238/100
奶油餅乾	429/100	驢打滾	194/100
餅乾（奶油）	429/100	白水羊頭	193/100
月餅（百壽宴點）	428/100	艾窩窩	190/100
酥皮糕點	426/100	愛窩窩	190/100
月餅（棗泥）	424/100	年糕	154/100
黑洋酥	417/100	灌腸	134/100
月餅（五仁）	416/100	豌豆黃	133/100
蘇打餅乾	408/100	炒肝	96/100
香油炒麵	407/100	油茶	94/100
月餅（豆沙）	405/100	茶湯	92/100
麻香糕	401/100	小豆粥	61/100
麻烘糕	397/100	涼粉（帶調料）	50/100
鳳梨豆	392/100	豆花（帶鹵）	47/100
蛋黃酥	386/100	涼粉	37/100

蛋糕（奶油）	378/100	豆汁（生）	10/100

糖類的熱量表

食品名稱	熱量（大卡）/可食部分（克）	食品名稱	熱量（大卡）/可食部分（克）
巧克力	586/100	綿白糖	396/100
巧克力（維夫）	572/100	紅糖	389/100
芝麻南糖	538/100	米花糖	384/100
酥糖	436/100	泡泡糖	360/68
奶糖	407/100	澱粉（團粉）	346/100
巧克力（酒芯）	400/100	澱粉（玉米）	345/100
酸三色糖	397/100	澱粉（土豆粉）	337/100
冰糖	397/100	蜂蜜	321/100

飲料類的熱量表

食品名稱	熱量（大卡）/可食部分（克）	食品名稱	熱量（大卡）/可食部分（克）
麥乳精	429/100	冰磚	153/100
酸梅精	394/100	霜淇淋	126/100
山楂精	386/100	橘子汁	119/100
二鍋頭（58度）	352/100	紅葡萄酒（16度）	91/100
可哥粉	320/100	紅葡萄酒（12度）	68/100
甲級龍井	309/100	白葡萄酒（11度）	62/100
鐵觀音	304/100	喜樂	53/100
綠茶	296/100	冰棍	47/100
紅茶	294/100	杏仁露	46/100
花茶	281/100	汽水（特製）	42/100
橘汁（濃縮蜜橘）	235/100	巧克力豆奶	39/100
紫雪糕	228/100	檸檬汽水	38/100

菌藻類的熱量表

食品名稱	熱量（大卡）/可食部分（克）	食品名稱	熱量（大卡）/可食部分（克）
石花菜	314/100	榛蘑	157/77
瓊脂	311/100	苔菜	148/100
髮菜	246/100	松蘑	112/100
口蘑	242/100	海帶（乾）	77/98
普中紅蘑	214/100	金針菇	26/100

珍珠白蘑	212/100	草菇	23/100
冬菇	212/86	雙孢蘑菇	22/97
香菇（乾）	211/95	水發木耳	21/100
杏丁蘑	207/100	金針菇（罐裝）	21/100
紫菜	207/100	平菇	20/93
黑木耳	205/100	鮮蘑	20/99
大紅菇	200/100	香菇（鮮）	19/100
白木耳	200/96	海帶（鮮）	17/100
黃蘑	166/89	猴頭菇（罐裝）	13/100

其他類的熱量表

食品名稱	熱量（大卡）/可食部分（克）	食品名稱	熱量（大卡）/可食部分（克）
芝麻醬	618/100	八寶菜（醬）	72/100
花生醬	594/100	醬油	71/100
芥末	476/100	蘿蔔乾	60/100
胡椒粉	357/100	豆瓣辣醬	59/100
味精	268/100	大頭菜（桂花）	51/100
豆鼓（五香）	244/100	冬菜	46/100
辣油豆瓣醬	184/100	醬苤藍絲	39/100
豆瓣醬	178/100	芥菜頭	38/100
甜麵醬	136/100	辣蘿蔔條	37/100
辣醬（麻）	135/100	大頭菜（醬）	36/100
黃醬	131/100	辣椒糊	31/100
醋	130/100	醬蘿蔔	30/100
牛肉辣瓣醬	127/100	榨菜	29/100
糖蒜	114/74	醃雪裡紅	25/100
甜辣黃瓜	99/100	醬黃瓜	24/100
郫縣辣醬	89/100	韭菜花（醃）	15/100
合錦菜	75/100		

國家圖書館出版品預行編目(CIP)資料

好食物，好健康 / 李淵之著.
-- 第一版. -- 臺北市：樂果文化，2011.09 面； 15X21 公分.
-- (樂健康；6)

ISBN 978-986-87092-9-4(平裝)
1. 食物
2. 健康飲食
3. 食療

411.3 100016477

樂健康 006

好食物，好健康

作　　者 / 李淵之
總 編 輯 / 陳銘磻
編　　輯 / 陳子平
行銷企畫 / 張蘭詠
封面設計 / 碼非創意公司
內頁設計 / 碼非創意公司

出　　　版 / 樂果文化事業有限公司
讀者服務專線 /（02）2795-6555
劃 撥 帳 號 / 50118837 號 樂果文化事業有限公司
印　刷　廠 / 卡樂彩色製版印刷有限公司
總　經　銷 / 紅螞蟻圖書有限公司
地　　　址 / 台北市內湖區舊宗路二段 121 巷 28・32 號 4 樓
電話：（02）2795-3656　傳真：（02）2795-4100

2011 年 10 月 第一版
ISBN：978-986-87092-9-4
定價 / 220 元